新 要点チェック

歯科技工士国家試験対策
新出題基準準拠

6

矯正歯科技工学・小児歯科技工学

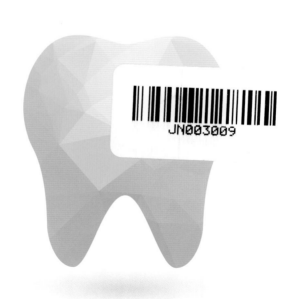

医歯薬出版株式会社

関西北陸地区歯科技工士学校連絡協議会

京都歯科医療技術専門学校
大阪大学歯学部附属歯科技工士学校
大阪歯科大学医療保健学部口腔工学科
新大阪歯科技工士専門学校
東洋医療専門学校
日本歯科学院専門学校
富山歯科総合学院

科目担当編集委員（2023年1月現在，五十音順）

大石直之（主担）
有本順一
石田真里
森口尚紀

序

　2015年までの歯科技工士国家試験は厚生労働省から各都道府県に事務委託され，都道府県単位で実施されていたが，歯科技工士法の一部改正により，2016年から全国統一国家試験となりました．それまでの経緯を思い返してみると，歯科技工関係者にとって非常に感慨深いものだと思います．関係者各位のご尽力に，改めて深甚なる感謝の意を表します．

　これから国家試験を受験される方にとっては，「全国統一」歯科技工士国家試験は当たり前のことのように感じられるかもしれませんが，そこに達するまでに長い時間を必要としたことを忘れてはなりません．

　さらに，2019年からは教育の大綱化が行われ，またこれまでの時間制から単位制に移行しました．これによって，各学校において学校独自のカリキュラムが導入されています．

　本書は，2020年度の歯科技工士国家試験から適用される新出題基準に対応できるように，1986年からの「注解歯科技工士国家試験問題集（第1版〜第4版）」，1999年からの「新編　注解歯科技工士国家試験問題集（第1版〜第2版）」，2012年からの「新　注解歯科技工士国家試験問題集」，そして2016年からの「要点チェック」シリーズの内容を一新して刊行するものです．これまでのシリーズの優れた点を継承し，さらに改善を加えて，国家試験対策はもちろん，日々の学習においても知識の整理ができるように配慮を施しました．また，付録の赤シートで文字を隠せるようにすることで，より効率的な学習が可能となるようにしました．

　今後も時代に合った内容の見直しや改訂を行い，少しでも本書が学生や国家試験受験生の役に立つことを期待してやみません．

2020年4月

関西北陸地区歯科技工士学校連絡協議会

会長　作田　　守

科目担当編集委員　大石　直之（主担）

有本　順一，石田　真里

森口　尚紀，山浦　美紀

吉岡　裕記

1. 「知識の整理と重要事項」の利用の仕方

本問題集は歯科技工士国家試験対策を効率よく行えるよう，「2019年版　歯科技工士国家試験出題基準」に基づき全体の構成を考えてある．基本的に，各章のタイトルは出題基準の大項目，大見出し（例： **A 基準平面** ）は出題基準の中項目，中見出し（例：**1. 咬合平面**）は出題基準の小項目に対応している．したがって，本問題集に取り組むことで，国家試験の出題範囲をひととおりマスターすることができる．

文章中，図表中の重要な語句については，付属の赤シートをかぶせることで消えるような色になっている．重要事項の確認に活用いただきたい．

2. 「一問一答」の利用の仕方

問題文中の重要語句と解答は赤シートで消える色とした．ページの左側と右側のそれぞれを赤シートで隠すことで，両方向から問題に取り組むことをおすすめする．

　（例）　問　外力を取り去っても，永久ひずみが残る性質は　　答　塑性

（解答を隠した場合）

　外力を取り去っても，永久ひずみが残る性質は　→　（　？　）

（問題文を隠した場合）

　塑性とは　→　外力を取り去っても，（　？　）が残る性質

3. チェック項目リスト（索引）の活用

重要項目については巻末のチェック項目リストで自己点検ができるようチェック欄（□）を設けた．試験直前の重要項目の再点検に活用してほしい．

目 次

矯正歯科技工学

小児歯科技工学

矯正歯科技工学

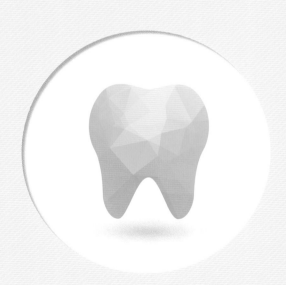

第 1 章 矯正歯科治療の概説

📖 知識の整理と重要事項

　歯列や咬合の異常は，生理的または心理的にさまざまな障害を引き起こす．矯正歯科治療とは，これらの障害を取り除くために，歯や顎骨に矯正力を加えて，バランスのとれた歯列，理想的な咬合状態を得る歯科医療行為をいう（図1-1）．

歯列の異常による障害　　　　＊出題基準外

1. 生理的障害

1）咀嚼機能障害

　「食べものがおいしく食べられる」ということは，日常の健康維持や子どもの成長発育にとって大切なことである．不正咬合などの咬合の異常は，咀嚼機能を低下させ，消化や栄養の十分な摂取に悪影響を及ぼす．

2）発音障害

　歯，歯槽部歯肉，唇，口蓋，舌などは，調音器官としても重要な役割をもっている．歯列の異常は，正しい発音，滑らかな発声に悪影響を及ぼす．

3）齲蝕発生の原因

　歯列の乱れは，食物残渣が停滞しやすく，自浄作用が不十分となり，口

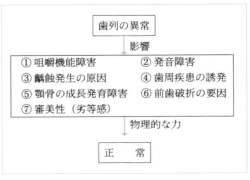

図1-1　矯正歯科治療の概要

腔清掃も行われにくいため，齲蝕の原因となる．

4）歯周疾患の誘発

歯列の異常は，自浄作用や口腔清掃が不十分となり，辺縁歯肉に炎症を起こしやすい．また，不正咬合による早期接触や咬頭干渉による負担過重が，歯周疾患を誘発する．

5）顎骨の成長発育障害

ある種の不正咬合により，舌を含め口腔周囲筋の機能力が異常に働き，歯槽突起や顎の成長発育を阻害する．

6）前歯破折の要因

前歯の前突や捻転歯などがある場合，運動や交通事故などによってそれらの歯が破折したり，口腔軟組織を損傷したりする．

2. 心理的障害

不正咬合による審美的欠陥を自覚すると，歯をみせまいとして明るい笑顔が失われるばかりでなく，劣等感によって消極的・内向的な性格になることもまれではない．

A 矯正歯科治療の意義と目的

1. 意義と目的

保存修復処置や補綴処置は，歯冠の実質欠損，歯の喪失，歯周組織の損傷などによって失われた形態や機能，審美性を修復物や補綴装置などによって回復するとともに，その回復状態を維持することを目的とする．

一方，矯正歯科治療は，歯列不正や不正咬合を改善し，顎口腔系の正しい成長発育を導くことを目的として，さまざまな矯正装置が応用される．すなわち，矯正装置が装着されることで矯正歯科治療が始まる．

歯科技工士は，矯正歯科治療において，矯正装置の製作技術を発揮するだけにとどまらず，どのような目的でその装置の物理的作用が要求されるのかを理解し，矯正歯科治療の成果をあげるよう努力しなければならない．

B 正常咬合

正常咬合，不正咬合の識別では，以下の点を観察する．
① 個々の歯の位置と歯列弓の形態．
② 咬頭嵌合位での歯の対向関係．

1. 条　件

正常な歯列と咬合の共通した特徴は，下記のとおりである．
① 上下歯列は凹凸と空隙のないU字形か放物線形．
② 適当な前後的咬合彎曲ならびに側方咬合彎曲．
③ 1歯対2歯（下顎中切歯と上顎第三大臼歯は1歯対1歯）の咬合関係．
④ 適切な上下顎の歯の被蓋（前歯部では歯冠長の1/3～1/4を覆う）．
⑤ 対合歯との適切な接触関係．

2. 種　類

1) 仮想正常咬合
機能を最大限に発揮しうる理想的な咬合．

2) 個性正常咬合
個人ごとに異なる口腔条件により成り立つ正常咬合．矯正治療の目標となる咬合．

3) 機能正常咬合
解剖学的に正常ではなくても，機能的に異常を認めない咬合．

4) 暦齢正常咬合
各年齢に応じた特徴のある咬合．

5) 典型正常咬合
民族的または人種的に共通した特徴をもつ咬合．

C　不正咬合

1. 個々の歯の位置異常（図1-2）

1) 転　位
歯列内の正常な位置から外れていること（唇側・頬側・舌側・近心・遠心転位）．

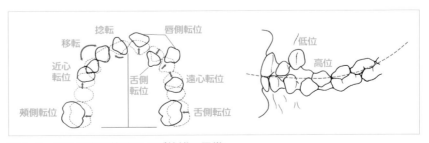

図1-2　個々の歯の位置および状態の異常

2）捻　転

　　歯の長軸を中心に回転したもの.

3）傾　斜

　　歯の長軸が異常に傾斜した状態（唇側・頰側・舌側・近心・遠心傾斜）.

4）高　位

　　歯の切縁や咬頭頂が，咬合線を越えている状態.

5）低　位

　　歯の切縁や咬頭頂が，咬合線に達していない状態.

6）移　転

　　歯の位置が入れ替わっている状態.

7）叢　生

　　数歯が唇側（頰側），舌側に交互に転位して，歯列に不正を生じた状態.

いわゆる“八重歯”は，上顎犬歯の低位唇側転位である.

2. 歯列弓の形態異常

1）鞍状歯列弓

　　小臼歯部が舌側転位または傾斜したもので，下顎に発現しやすい.

2）狭窄歯列弓

　　側方歯が舌側転位または傾斜したもので，歯列弓が狭くなったもの.

3）空隙歯列弓

　　隣在歯間に空隙が存在するもの.

4）V字形歯列弓

　　前歯の唇側転位または傾斜により，歯列弓がV字形をなすもの.

3. 上下の歯列弓の対向関係の異常

1）近遠心関係

　　上下顎歯列弓の近遠心的位置関係の異常（上顎近心咬合，上顎遠心咬合，下顎近心咬合，下顎遠心咬合）.

2）水平（左右）関係

　　下顎骨の左右の偏位による交叉咬合.

3）垂直（上下）関係

　　咬頭嵌合位において，上下の数歯の間に空隙が存在したり（開咬），被蓋が深い咬合（過蓋咬合）.

4. アングル（Angle）の不正咬合の分類

　　上顎第一大臼歯に対する下顎第一大臼歯の対向関係による分類. 上顎第一大臼歯の近心頰側咬頭の三角隆線が下顎第一大臼歯の頰面溝に接している状態を標準として，3型に分類される.

1) アングルⅠ級

上下顎歯列弓の近遠心関係が正常.

2) アングルⅡ級

下顎歯列弓が上顎歯列弓に対して正常より遠心で咬合する.

① **1類**：下顎遠心咬合で，上顎前歯が前突（唇側傾斜）しているもの. 通常は口呼吸を伴う.

② **2類**：下顎遠心咬合で，上顎前歯が後退（舌側傾斜）しているもの. 正常な鼻呼吸をするもの.

3) アングルⅢ級

下顎歯列弓が上顎歯列弓に対して正常より近心で咬合する.

4) アングルの分類法の利点と欠点

（1）利点

① 簡明で臨床に応用しやすい.

② 特殊な測定器具を必要としない.

（2）欠点

① 上顎第一大臼歯または上顎歯列弓そのものの異常を認めていない.

② 顎と顔面との関係を無視している.

③ 形態的な観察のみで，機能的な観察にふれていない.

D 矯正歯科治療の流れ

1. 症例分析

症例分析に用いられる資料は主に下記のとおりである.

① 矯正用口腔模型

② 口腔内写真

③ 顔面規格写真

④ 頭部エックス線規格写真（セファログラム）

⑤ 全歯のエックス線写真

2. 矯正診断

症例の分析結果を総合的に判断し，異常が認められる部位，異常の種別とその程度，異常の原因などを判定して治療方針を立案し，予後の予測までを行うこと.

3. 動的矯正治療

歯や顎を治療目的のために移動すること（図1-3, 表1-1）.

最適矯正力は，歯の移動様式や歯の大きさごとに異なり，概ね歯根膜の

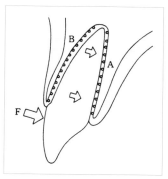

図1-3　歯が移動するときの歯根周辺における組織変化

適度な矯正力（F）が歯に加わると，A側の歯根膜が圧迫され，歯槽内壁に沿って破骨細胞が現れて歯槽内壁を吸収するので，歯は矢印のほうに移動する．B側の歯根膜腔が広がり，歯槽内壁に沿って造骨細胞が出現し，新しい歯槽壁がつくられていく．

表1-1　矯正力による歯の移動に最も適した力

移動の様式	力（g）
傾斜移動（歯の長軸の傾斜）	35〜60
歯体移動（平行移動）	70〜120
歯根の直立（傾斜した歯の直立）	50〜100
回転（歯の長軸の回転）	35〜60
挺出（萌出方向へ移動）	35〜60
圧下（根尖方向へ移動）	10〜20

※これらの値は歯の大きさによってある程度変わる
（Proffit, W. R. 著，高田健治訳：プロフィットの現代歯科矯正学．クインテッセンス出版，東京，2004．）

面積に比例して増減する．

4. 保定（静的矯正治療）

1）動的矯正治療終了後の歯列や咬合の保持

周囲組織，対合歯，隣在歯との接触関係，筋肉の機能圧の安定をはかる．

（1）器械保定

動的矯正治療終了直後から，咬合の安定や歯周組織の改造，口腔周囲筋や舌の筋圧の安定化を目的に歯列および咬合を器械的に保定する．

（2）自然保定

器械保定が終了して咬合の安定が得られた後，口腔周囲筋のバランスによって，咬合の安定が継続するように保定する．

2）保定に要する期間

移動距離，移動の種類，患者の年齢によって数カ月〜1年以上の個人差がある．

一問一答

A　矯正歯科治療の意義と目的

問1　矯正歯科治療の目的とは

答1　歯列不正や不正咬合を改善し，顎口腔系の正しい成長発育を導く

B　正常咬合

問2　正常咬合の要素とは

答2　①歯の大きさと形態の調和
②正常な咬頭嵌合と隣接歯との接触関係
③顎骨の正常な形態と発育
④健康な歯周組織
⑤顎関節の正常な形態と機能
⑥筋の正常な発達と機能

問3　歯が最大に機能するために理想的と考えられる正常咬合は

答3　仮想正常咬合

問4　個人ごとに異なる口腔条件により成り立つ正常咬合は

答4　個性正常咬合

問5　乳歯列から永久歯列の完成に至るまでの各年齢で正常と考えられる咬合は

答5　暦齢正常咬合

問6　解剖学的に正常ではなくとも，咀嚼などの機能に異常のない正常咬合は

答6　機能正常咬合

問7　人種または民族内で共通した特徴を持つ正常咬合

答7　典型正常咬合

問8　矯正治療の目標となる咬合状態は

答8　個性正常咬合

C　不正咬合

問9　転位とは

答9　歯列内の正常な位置から外れていること

問 **10**	傾斜とは		答 **10**	歯の長軸が異常に傾斜したもの

問 **10**　傾斜とは

答 **10**　歯の長軸が異常に傾斜したもの

問 **11**　歯の長軸を中心に回転したものは

答 **11**　捻転

問 **12**　歯の切縁や咬頭頂が咬合線を越えている状態は

答 **12**　高位

問 **13**　歯の切縁や咬頭頂が咬合線に達していない状態は

答 **13**　低位

問 **14**　歯の位置が入れ替わっている状態は

答 **14**　移転

問 **15**　数歯が唇側（頬側）舌側に交互に転位して歯列に不正を生じた状態は

答 **15**　叢生

問 **16**　小臼歯が舌側転位または傾斜した歯列弓は

答 **16**　鞍状歯列弓

問 **17**　側方歯が舌側転位または傾斜したもので歯列弓が狭くなったものは

答 **17**　狭窄歯列弓

問 **18**　隣在歯間に空隙が存在するものは

答 **18**　空隙歯列弓

問 **19**　Ｖ字形歯列弓とは

答 **19**　側方歯の舌側転位と前歯の唇側転位または傾斜により歯列弓がＶ字形をなすもの

問 **20**　鞍状歯列弓が発現しやすいのは上顎か下顎か

答 **20**　下顎

問 **21**　上下の歯列弓の対向関係の異常で，近遠心（前後）関係の異常とは

答 **21**　**上顎歯列弓の近遠心的位置が正常な場合**
→下顎近心咬合，下顎遠心咬合
下顎歯列弓の近遠心的位置が正常な場合
→上顎近心咬合，上顎遠心咬合

問 **22**　答**21**のうち，通常上顎前突として観察されるのは

答 **22**　下顎遠心咬合，上顎近心咬合

問 **23**　咬頭嵌合位において下顎臼歯部が上顎臼歯部を被蓋している状態（逆被蓋）は

答 **23**　交叉咬合

問 **24**　開咬とは

答 **24**　咬頭嵌合位において咬合が離開している状態

問 **25**　開咬ではオーバーバイトの値はどうなるか

答 **25**　マイナスの値

問 **26** 開咬が生じることが多いのは前歯部か臼歯部か

答 **26** 前歯部

問 **27** 咬頭嵌合位において前歯の垂直的被蓋が深い状態は

答 **27** 過蓋咬合

問 **28** アングル（Angle）の不正咬合の分類の基準となる歯は

答 **28** 上顎第一大臼歯

> **解説** 上顎第一大臼歯の位置を基準として下顎第一大臼歯との咬合関係を頬側面から観察し，3つのクラスに分類したものである．

問 **29** アングルの不正咬合の分類において，標準（正常）とされるのは

答 **29** 上顎第一大臼歯の近心頬側咬頭の三角隆線が下顎第一大臼歯の頬面溝に接している状態

問 **30** アングルの不正咬合の分類において，下顎歯列弓が上顎歯列弓に対して正常より遠心で咬合するものは

答 **30** アングルⅡ級

問 **31** アングルの不正咬合の分類において，下顎遠心咬合で上顎前歯が前突（唇側傾斜）しているものは

答 **31** アングルⅡ級１類

問 **32** アングルの不正咬合の分類において，下顎遠心咬合で上顎前歯が後退（舌側傾斜）しているものは

答 **32** アングルⅡ級２類

問 **33** アングルの不正咬合の分類において，下顎歯列弓が上顎歯列弓に対して正常より近心で咬合するものは

答 **33** アングルⅢ級

問 **34** アングルの不正咬合の分類において，下顎遠心咬合で口呼吸に関係するのは

答 **34** アングルⅡ級１類

D 矯正歯科治療の流れ

問 **35** 動的矯正治療とは

答 **35** 歯や顎を治療目的のために移動すること

問 **36** 歯に矯正力が加わったとき，圧迫側の歯槽窩で生じる現象は

答 **36** 骨の吸収

問**37** 歯に矯正力が加わったとき，牽引側の歯槽窩で生じる現象は

答**37** 骨形成

> 解説 圧迫側における骨の吸収と牽引側における骨形成の両方の現象が起こることで，歯槽窩の位置が変化し歯が移動する．これが，矯正歯科治療により歯が移動するメカニズムである．

問**38** 歯の移動様式の種類をあげよ

答**38** ①傾斜移動（歯の長軸の傾斜）
②歯体移動（平行移動）
③歯根の直立（傾斜した歯の直立）
④回転（歯の長軸の回転）
⑤挺出（萌出方向へ移動）
⑥圧下（根尖方向へ移動）

問**39** 答**38**の各移動様式のうち，最適矯正力が最も大きいのは

答**39** 歯体移動（平行移動）

問**40** 答**38**の各移動様式のうち，最適矯正力が最も小さいのは

答**40** 圧下（根尖方向へ移動）

> 解説 各移動様式の最適矯正力については，p.7の表1-1を参照．

問**41** 固定源とは

答**41** 矯正力の反作用力に対する抵抗源

問**42** 保定とは

答**42** 動的矯正治療により再構築された歯列や顎骨の「後戻り」を防止し，安定させる処置

問**43** 保定の別名は

答**43** 静的矯正治療

第 2 章　矯正歯科技工用器械・器具・材料

📖 知識の整理と重要事項

A　プライヤー

1. 線屈曲用プライヤー（図2-1）

1）ヤングのプライヤー

先端の片側の内側は平面で，他側は円柱状に3段階に細くなっている．内面には溝が刻まれているので，矯正用線の保持が確実である．φ0.7mm以上の矯正用線の屈曲に適している．

2）アングルのプライヤー

先端は片側が円錐形で，他側が四角錐形である．バードビークプライヤーともよばれ，エッジワイズ法の細い矯正用線の屈曲や各種のループをつくるのに適している．線の保持は強固であるが，線に傷がつきやすい．φ0.6mm以下の矯正用線の屈曲に適している．

3）アダムスのプライヤー

両側とも四角錐形で内面は平らで，鉗子を閉じたときに先端は接触し，関節部寄りのところにわずかに間隙ができる．アダムスのクラスプの屈曲

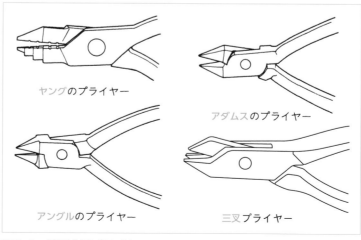

ヤングのプライヤー

アダムスのプライヤー

アングルのプライヤー

三叉プライヤー

図2-1　線屈曲用プライヤー

に適している．面で矯正用線を把持しているので，比較的傷がつきにく
い．

4）三叉プライヤー（アデレーのプライヤー）

先端部が3つの嘴状になっているため，部分的な屈曲が容易に行える．

2. 線切断用プライヤー

矯正用線（主線）を切断するときに用いる鉗子である．口腔外では，ワ
イヤーニッパーが用いられるが，口腔内では，セーフティホールドエンド
カッター，ピンカッターなどが用いられる．エンドカッターは，切断され
た切れ端が口腔粘膜を傷つけないように，切断部を把持できる形態をして
いる．

また，結紮線切断用プライヤーとして，リガチャーカッターがある．こ
れは，主として結紮線程度の細い矯正用線の切断に用いられ，主線の切断
には用いられない．

3. 線屈曲以外に使用するプライヤー　　　　　＊出題基準外

1）ホウのプライヤー

線の結紮，線矯正装置の着脱に用いられる．

2）バンドフォーミングプライヤー

帯環（維持バンド）の形成に用いられる．

3）バンドコンタリングプライヤー

帯環（維持バンド）に膨隆を与えたり，賦形調整に用いられる．

4）バンドリムービングプライヤー

帯環（維持バンド）の撤去に用いられる．

B　その他の器具・材料

1. ミニトーチ

液化ブタンガスを燃料としたボンベを内蔵した小型ガスバーナー．ろう
付け，ワックス作業などに使用される．

2. 構成咬合器

アクチバトールやバイオネーターなどの機能的矯正装置の製作に使用す
る．

3. スポットウェルダー

接点に銅が使用され，瞬間的に電気抵抗熱による自家融着が行える．バ

三叉プライヤー（ア
デレーのプライ
ヤー）は，手指での
屈曲が困難な部分に
用いられる．

構成咬合位を採得し
て製作する装置に使
用される．

ンドの融着，バンドと付加装置の融着に使用される．ほかの付属品を使用すればろう付けもできる．

4. 加圧重合器

レジン重合時に加圧し，気泡の発生を低減する．

5. 矯正用線

線材料の性質には，以下の要件が求められる．
① 化学的に安定で変色，変質しない．
② 強固で弾性がある．
③ 加工が容易である．
④ 加熱により軟化せず，熱処理が可能である．
⑤ 自在ろう付けが可能である（熱伝導度が低い）．

6. 矯正用ピンセット

付加装置をろう付けするときに用いられる．柄部のボタンを前方にスライドさせると，ろう付け物が固定できる．

7. 切下げ

ろう付け物の酸化膜やホウ砂膜の除去に用いられるナイフ様のもの．現在は彫刻刀が用いられる．

8. グリュンバーグのブローパイプ

自在ろう付け時に，圧搾空気または呼気を用い，細くて強い火力が得られ，局所的な加熱ができる．机上に置いて使用するバーナーで，炎の方向を自由に変えることができる．現在はミニトーチが用いられる．

9. 電解研磨器

線矯正装置などは複雑であるため，エンジンやレーズでの研磨が難しい．したがって，金属表面の酸化膜の除去や研磨には非常に重宝する．

10. 加圧成型器

熱可塑性樹脂シートを加温軟化し，作業用模型に圧接成型する．

一問一答

A プライヤー

問1	先端部が円錐形で他側は四角錐形のプライヤーは	答1	アングルのプライヤー
問2	φ0.7 mm以上の矯正用線の屈曲に適しているプライヤーは	答2	ヤングのプライヤー
問3	φ0.6 mm以下の矯正用線の屈曲に適しているプライヤーは	答3	アングルのプライヤー
問4	手指での屈曲が困難な部分に用いられるプライヤーは	答4	三叉プライヤー（アデレーのプライヤー）
問5	アングルのプライヤーの別名は	答5	バードビークプライヤー
問6	矯正用線の切断に用いられるのは	答6	ワイヤーニッパー

B その他の器具・材料

問7	自在ろう付け時は炎のどの部分で行うか	答7	還元炎
問8	構成咬合器を用いて製作される矯正装置は	答8	①アクチバトール（F.K.O.） ②バイオネーター ③フレンケルの装置

解説 構成咬合位を採得して製作する装置に使用される.

問9	スポットウェルダー（電気点溶接器）とは	答9	電気抵抗熱によって瞬間的・局所的に融着が行える装置
問10	加圧重合器とは	答10	レジン重合時に加圧し，気泡の発生を低減させるもの
問11	矯正用線に用いられる金属は	答11	①ステンレス鋼 ②コバルトクロム合金 ③チタン合金

第3章 矯正歯科技工の基本的実技

📖 知識の整理と重要事項

A 矯正用線の屈曲

1. 線屈曲の原則

① プライヤーは矯正用線を保持するためのもので，拇指を使って屈曲するのが基本である．

② 線にできた傷は応力の集中源となり，破折の原因となる．このため，矯正用線にできるだけ傷がつかない程度で，屈曲の際に線が動いてしまわないような，線をしっかりと保持できる最小限の力でプライヤーを握る必要がある．

③ 鋭角的な屈曲をする場合はプライヤーに近いところを押し，鈍角的な屈曲をする場合は離れたところを押す．

④ 屈曲の途中で，前に屈曲した部分の適合が悪くなる事があるが，これは不適合が起こった直前の屈曲が原因である．したがって，それよりも前に屈曲した部分を修正しても元には戻らない．

　　例外として，屈曲の最中に意図せず指があたるなどで，すでに屈曲した部分が変形していることも考えられる．その場合も，一度直前の屈曲を調整してからそれ以前の適合を確認するのが基本である．

2. 線屈曲の基本手技

① 各種の矯正用線の硬度や弾性を理解しておくこと．

② 屈曲のプライヤーの握りの強さを会得すること．

③ プライヤーと矯正用線が直角に交わるように保持し，矯正用線はプライヤーに対して直角方向に屈曲するのが基本である．

④ 次の屈曲箇所に進む際，前の部分を変形させない．

B 自在ろう付け

ろう付け法には自在ろう付けと埋没法とがある．

自在ろう付け法とは，左右の手指でろう付けしたいものを持ち，火炎上

でろう付け操作を行う方法である.

　埋没法とは，ろう付けしたい物どうしを固定して埋没し，型にろうを流し込む方法である.

　矯正用線は加工硬化によって弾性が与えられているが，長時間高温加熱すると再結晶を起こして軟化（焼きなまし）され，必要な弾性を失ってしまう．そのため長時間の高温加熱の傾向がある埋没法は矯正歯科技工には適さず，自在ろう付け法が用いられる.

　自在ろう付けには以下のような特徴がある.

　利点：操作が簡便で短時間で完了するため，ろう付け物の過剰加熱を防止できる.

　欠点：フリーハンドであるため，ろう付けしたい位置に正確にろう付けするのが難しい.

1. 自在ろう付けの一般的原則

① ろう付け面を清掃する（酸化物，油脂分，汚物をきれいに除去する）.
② ろう付けする面どうしをしっかりつける．隙間をあけない.
③ フラックスを塗布する（クロムの保護被膜を除去するため，ホウ砂にホウフッ化物が添加されているものが望ましい）.
④ 還元炎で行う.
⑤ 短時間で行う.
⑥ 太い矯正用線に細い矯正用線をろう付けする場合は，先に太い矯正用線から加熱する.

2. 自在ろう付け法の手順

① アンチフラックスとして作用するため，マーキングには鉛筆は使用しない.
② フラックスの使用は必要最小限とする．ろうは主線を一周，均一な厚みで覆うくらいの状態が適切である.
③ 加熱は1.5〜2.0 cmの小火炎の還元帯で行う.
④ 両肘を体の側面に軽く固定して（わきをしめて）両手を接触させるなど，狙っている位置にろう付けできるように手指を安定させる.

> 太い矯正用線に先にろうを流さないと，加熱による焼きなましが起こる.

銀ろう　　＊出題基準外

　矯正歯科技工において，自在ろう付けには線状で融解温度700℃前後の銀ろうを用いる．細い線のろう付けの場合は，融解温度500℃の低融銀ろうを用いる.

矯正歯科技工では，その適合がよいことや作業が簡便であることから，矯正用常温重合レジンが主に用いられる．

使用するレジンの操作性，硬化時間，流動性，硬度などの特性を理解し，製作する装置の形態によって，数種ある矯正用常温重合レジンや下記の成形法を使い分ける．

1. 筆積み法

モノマーに浸けた筆でポリマーを築盛する方法．

2. ふりかけ法（別名　積層法）

模型上にモノマーをスポイトで滴下し，ポリマーを振りかける作業を繰り返し行い成形する方法．

3. 混和法

ラバーカップ内で混和し，一塊として圧接することにより成形する方法．

4. スプレッド法

混和器で混和し，スパチュラなどのヘラで模型上に塗り延ばして成形する方法．

5. モールド法

混和後，型枠の上で1.5〜2.0 mmの均一な板状にし，模型に圧接して成形する方法．

一問一答

A 矯正用線の屈曲

問1 矯正用線を屈曲するのはプライヤーか手指か

答1 基本的には手指（拇指）で屈曲する

> 解説 プライヤーは矯正用線を保持するために用いる．

問2 プライヤーの適正な握りの強さは

答2 矯正用線にできるだけ傷がつかない程度で，矯正用線がすべらないよう保持できるだけの最小限の力

問3 鋭角に鋭く屈曲したいとき，矯正用線に力を加える位置は

答3 プライヤー（支点）に近い位置

問4 鈍角に緩やかに屈曲したいとき，矯正用線に力を加える位置は

答4 プライヤー（支点）から離れた位置

問5 屈曲の過程で注意することは

答5 すでに屈曲した部分を変形させないようにする

問6 屈曲途中に不適合が生じたとき修正すべき箇所は

答6 不適合が生じた直前の部分

問7 プライヤーと矯正用線をどのような角度で把持するのが基本か

答7 直角

B 自在ろう付け

問8 ろう付け法の種類は

答8 自在ろう付け法と埋没法

問9 自在ろう付け法とは

答9 ろう付けするものを左右の手指で固定して，火炎上でろう付けを行う方法

問10 自在ろう付け法の利点は

答10 短時間でろう付けできるため，過熱を防ぐことができる（矯正用線の焼きなましを防止できる）

問11 自在ろう付け法の欠点は

答11 ろう付けするものを手指で持つためろう付けする位置が不正確になりやすい

問12 埋没法の利点は

答12 ろう付けするものを仮着固定して埋没するため，ろう付けする位置が正確である

問13 埋没法の欠点は

答13 ろうを流すために埋没材全体を加熱する必要があるため過熱しやすい（矯正用線の酸化，焼きなましが起こりやすい）

問14 ろう付けする部位の油脂分を取り除く理由は

答14 油脂分はアンチフラックスとなり，ろうを流す妨げになるから

問15 自在ろう付けに使用するフラックスの所要条件は

答15 酸化膜除去のためのホウフッ化物が添加されていること

解説 矯正用線にはコバルトクロム合金等が用いられており，その表面にはクロムの酸化膜ができている．この酸化膜を取り除くため，主成分のホウ砂に加えてホウフッ化物が添加されているものを用いる．

問16 フラックスの効果は

答16 ①母材表面の酸化を防止し，酸化物を還元する
②融解したろうの表面張力を減少させ，流れをよくする

問17 フラックスの主成分は

答17 ホウ砂

問18 フラックスにホウフッ化物が添加されている理由は

答18 矯正用線の酸化膜を取り除くため

問19 火炎のどの部位で加熱するか

答19 還元炎

問 20 矯正用線の過熱を避ける理由は

答 20 ①酸化を防ぐため
②矯正用線に必要な弾性を保つため

解説 過熱によって再結晶（焼きなまし）が起こると，矯正用線が軟化し，弾性が失われる．

問 21 太い矯正用線に細い矯正用線をろう付けする際にはどちらから加熱するか

答 21 太い矯正用線

解説 同時に行うと，細い矯正用線が焼きなまされる．

問 22 矯正歯科技工に使われるろうの融点は

答 22 700℃前後の線ろう（銀ろう）

問 23 自在ろう付けにおいて，線に流したろうの適切な状態は

答 23 均一な厚みで一周，ろうが主線を覆っている状態

第4章 矯正用模型の製作

📖 知識の整理と重要事項

■ 矯正用模型の用途　　　　　　　　　　　　＊出題基準外

1. 治療上の診査・診断

　　矯正治療を始めるにあたって，どのように歯を動かしていくか，すべての歯が歯列弓におさまるかどうか，抜歯する必要があるかなどを，模型上で下記の各箇所を計測することで判断し，治療計画をたてるために用いられる.

　　① **歯冠の計測**：近遠心幅径，頬舌径，歯冠長.
　　② **歯列弓の計測**：歯列弓長径・幅径，歯槽基底弓長径・幅径.

2. 治療前・中・後の観察

　　矯正用模型は治療前・中・後の歯列の変化の観察に使用される.
　　① 上下歯列弓の咬合関係（不正咬合の分類）
　　② 歯列弓と正中線の関係
　　③ **前歯部と側方歯群の咬合関係**：前歯部はオーバージェットとオーバーバイトの程度，側方歯群では近遠心的，頬舌的咬合関係.
　　④ 歯列弓の形態と左右対称性
　　⑤ **歯の状態**：歯数，形態，歯の交換の様相.
　　⑥ **口蓋の形態**：深さ，小帯の付着状態.

A 矯正用口腔模型の種類と特徴

1. 平行模型

　　平行模型とは，咬合平面と上顎基底面，下顎基底面の3面が平行で，正中口蓋縫線を模型の正中として調整された模型である.特殊な装置を用いないので，製作が容易である.

　　歯の大きさや形態だけでなく，唇・頬側歯肉移行部の最深部まで正確に再現する必要がある.

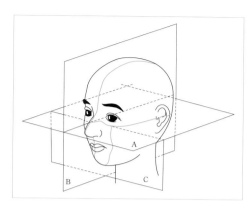

図4-1　ジモンの三平面診断法
A：眼耳平面
B：正中矢状平面
C：眼窩平面

2. 顎態模型

　　顔面頭蓋における歯列の位置や咬合平面の傾きがわかるように作られた模型で，眼耳平面（フランクフルト平面），正中矢状平面，眼窩平面の3つの平面（ジモンの3平面）が模型上に再現されている．ジモン（Simon）が考案した模型である．

1）三基準平面と模型

① 眼耳平面（フランクフルト平面）：左右の眼点と耳点を結んだ平面で，上顎模型の基底面と一致または平行である．

② 正中矢状平面：正中口蓋縫線を通り眼耳平面に直交する平面で，上顎模型の基底面に正中線として表される．

③ 眼窩平面：左右の眼点を通り眼耳平面と直交する平面で，基底面に眼点を結ぶ線として印記される．

2）三基準平面による評価法（三基準平面診断法，図4-1）

① 眼耳平面と歯列：上顎骨の垂直的な発育（口蓋の高位や低位）の判定．

② 正中矢状平面と側方歯：歯列弓の狭窄や開大，対称か非対称かの判定．

③ 眼窩平面の正常時の通過位置（眼窩犬歯の法則）：歯列弓の近遠心的異常（前方位と後方位）の判定．

3. セットアップモデル（予測模型）

1）診断用セットアップモデル

　　治療に先立って，治療後の目的とする歯列および咬合状態に排列した模型．予測模型ともよばれる．

2）作業用模型の原型用セットアップモデル

　　セットアップモデルはトゥースポジショナー，スプリングリテーナーおよびマウスピース型カスタムメイド矯正歯科装置（アライナー）の製作の際に作業用模型の原型としても使用される．つまり，上記の装置はセットアップモデルの複模型で製作される．

B 矯正用口腔模型の製作法

1. 平行模型の製作法と製作上の注意点

1) 平行模型の製作順序
① 印象に硬質石膏を注入する.
② 下顎模型の台付けを行う. 咬合平面と基底面が平行で, 高さが約 3.5 cm になるように調整する.
③ 上顎模型の台付けを行う.
④ 上下顎模型の高さを約 7 cm に調整する.
⑤ 上顎模型後縁は, 正中口蓋縫線に直角で上顎結節から 2〜3 mm 後ろになるよう調整する.
⑥ 下顎模型を上顎模型に合わせて外形調整を行う.
⑦ 上下顎模型の歯肉頬移行部が側面から見ても確認できるように調整を行う.
⑧ 上下顎模型の仕上げ（ソーピング）を行う.

2) 平行模型製作上の注意点
① 硬質石膏を用いる. 印象内に石膏を注入する際には, 各小帯, 歯肉頬移行部を正確に再現するように留意する.
② 模型のトリマー調整後, 歯肉頬移行部が模型側面から確認できるように最深部に合わせてトリミングする. 各小帯を傷つけないよう注意する.
③ 上下顎模型ともにトリミングした面をサンドペーパーや耐水ペーパーを用いて研磨した後, ソーピング液中に浸漬して温水下で布などを用いて仕上げる.

2. セットアップモデルの製作法と製作上の注意点

1) セットアップモデルの製作順序
① 印象へ一次石膏を注入する（歯頸部より 5 mm 下方まで）.
② 石膏分離材を塗布後, 二次石膏を注入する.
③ 模型に長軸, 歯式を記入する.
④ 分離線で歯冠部と歯根部に分離後, 歯槽部方向から接触点方向へ歯を分割する.
⑤ 分割歯の接触点下の形態修正を行う.
⑥ 分割前の咬合状態に排列する（歯槽部にユーティリティワックスを置く）.

2) セットアップモデル製作上の注意点
① 歯の分割後に, いったん元の位置に再排列するため, 元の位置を記

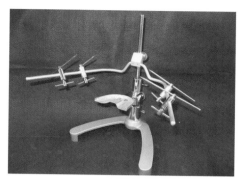

図4-2　顎態模型調整器

録した唇頬側面のコアを採得する必要がある.

② 歯を分割する際，各歯の隣接面を傷つけないように，基底面方向から歯冠側に向けて隣接面接触点の手前まで切り込みを入れ，手指で折る.

③ 後の再排列操作をしやすくするために，分割した各歯を根尖側に向かって細くするとともに3mm程度短くする.

④ 歯科技工士：コアを用いて分割前の排列状態に復元する.
　　歯科医師：治療後の排列状態を予測し，抜歯や歯の移動がなされた状態の再排列を行う.

3. 顎態模型の製作順序

1）顎態模型の製作順序

① トレーに軟化したモデリングコンパウンドを盛り，上顎歯列の印象を採る.

② トレーを顎態模型調整器（図4-2）の本体に挿入して固定する.

③ 指示針を眼点，耳点に合わせる.

④ 顔弓の指示針が示す4点の上に基底平面版を置き，上顎基底面が眼耳平面となるように台付けをする.

⑤ 上顎模型と中心咬合位で咬合させて下顎模型の台付けを行う.

⑥ 模型をトリミングする.

⑦ 上顎基底面に，両眼点を通り眼耳平面に垂直な眼窩平面の通過位置を記す.

⑧ 症例番号などの必要な情報を記入し，ソーピングをする.

⑨ 完成

一問一答

A 矯正用口腔模型の種類と特徴

問**1** 矯正用口腔模型の種類は

答**1** ①平行模型
②顎態模型
③セットアップモデル（予測模型）

問**2** 上下顎の模型の基底面と咬合平面の3面が平行である矯正用口腔模型は

答**2** 平行模型

問**3** ジモン（Simon）が考案した模型は

答**3** 顎態模型

問**4** 眼窩平面とは

答**4** 左右の眼点を通り眼耳平面と直交する平面

問**5** 正中口蓋縫線を模型の正中とする模型は

答**5** 平行模型

問**6** 正中矢状平面が再現されている模型は

答**6** 顎態模型

問**7** 診断用と作業用模型の原型用の2つの用途がある模型は

答**7** セットアップモデル（予測模型）

問**8** 製作に際して特別な計測器などを必要としない模型は

答**8** 平行模型

問**9** 正中矢状平面とは

答**9** 正中口蓋縫線を通り眼耳平面に直交する平面

問**10** 顔面頭蓋と上下歯列の位置関係を模型上で診査できるのは

答**10** 顎態模型

問**11** 眼耳平面が再現されている模型は

答**11** 顎態模型

問**12** 治療後の歯列の変化をシミュレーションする模型は

答**12** セットアップモデル（予測模型）

問**13** ジモン（Simon）の3平面とは

答**13** ①眼耳平面
②正中矢状平面
③眼窩平面

問**14** 予測模型製作において治療後の歯列に再排列する作業を行うのはだれか

答**14** 歯科医師

問 **15**	予測模型が作業用模型の原型として使用される矯正装置は	答 **15**	トゥースポジショナー，スプリングリテーナー，マウスピース型カスタムメイド矯正歯科装置（アライナー）
問 **16**	眼窩平面が再現されている模型は	答 **16**	顎態模型
問 **17**	眼耳平面とは	答 **17**	左右の眼点と耳点を結んだ平面

B 矯正用口腔模型の製作法

問 **18**	平行模型の製作順序は上顎からか下顎からか	答 **18**	下顎
問 **19**	平行模型の製作において，基底面から咬合平面までの厚みは	答 **19**	3.5 cm
問 **20**	平行模型の製作において，模型後縁の基準は	答 **20**	上顎結節から 2〜3 mm 遠心
問 **21**	平行模型の製作において，下顎基底面から上顎基底面までの厚みは	答 **21**	7 cm

4

矯正用模型の製作

<table>
<tr><td>第 **5** 章</td><td># 矯正装置の必要条件と分類</td></tr>
</table>

📖 知識の整理と重要事項

A 矯正装置の必要条件

1. 矯正装置の基本的な条件

① 移動の対象（歯あるいは顎骨）に対して適当な強さの矯正力をもつこと.

② 矯正力を目的の方向に加えられること.

③ 矯正力を持続的に加えられること.

④ 保定装置は，動的矯正治療後の状態を確実に保てること.

2. 口腔内で使用される矯正装置の所要条件

① 咀嚼・発音・呼吸の機能，顎骨の発育，歯の萌出・生理運動を妨げないこと.

② 口腔内で変形，変質しないこと.

B 矯正装置の分類

1. 矯正力の働き方による分類

矯正力とは，移動の対象である歯や顎骨に加える力のことで，2種類に分類されている.

1）器械的矯正装置

矯正用線やゴム（エラスティック）による弾性などを利用して歯の移動を行う，装置自体が矯正力をもつものをいう.

（例）舌側弧線装置：補助弾線に矯正力がある.

マルチブラケット装置：ブラケットに通した矯正用線に矯正力がある.

顎間固定装置，各種の顎外固定装置：ゴムに矯正力がある.

クオドヘリックス拡大装置：矯正用線に矯正力がある.

急速拡大装置：拡大装置に矯正力がある.

2）機能的矯正装置

　　口腔周囲筋の機能力を矯正力として利用するもので，このタイプの装置では矯正力が過大となることはない．

　　（例）アクチバトール（F. K. O.），バイオネーター，フレンケルの装置，咬合挙上板，咬合斜面板，リップバンパーなど．

2. 固定源の場所による分類

　　固定源とは，移動したい歯に加える力（矯正力）の反作用力を受け止めるための抵抗源をいう．この固定源を移動の対象に対してどこに設定するかで分類される．

1）顎内固定装置

　　移動される歯と固定源が同じ歯列（同じ顎内）にあるもの．たとえば，移動したい歯が下顎にあり，固定源も下顎に求める場合，顎内固定に分類される．

　　（例）舌側弧線装置に補助弾線をつけて上顎左側側切歯を移動させるため，固定源を上顎両側第一大臼歯に設定する．
　　　　　この場合，補助弾線によって矯正力を加えられる歯と固定源となる歯がともに上顎に存在する．したがって顎内固定装置に分類される．

2）顎間固定装置

　　移動される歯や顎骨に対して，固定源が対顎の歯や顎骨となっているもの．移動したいものが上顎にあるが，固定源は下顎に求める場合，顎間固定に分類される．

　　（例）下顎前歯を遠心に移動させるため，下顎歯列に唇側弧線を使用し，上顎に舌側弧線を装着して固定源とする．上下顎の弧線装置にゴムリングをかけて，ゴムリングの弾性を矯正力として利用する．
　　　　　この場合，固定源は上顎，移動する歯群は下顎にあるため顎間固定装置に分類される．

3）顎外固定装置

　　移動させる歯や顎の固定源が口腔外にあるものをいう．矯正装置の多くは大臼歯部が固定源とされるが，矯正力の反作用で移動してしまった場合の大臼歯の遠心移動や固定源の加強固定のため，顎外に固定源を設定する場合などがある．

　　（例）下顎前突を治療するため，ヘッドキャップを利用して固定源を頭蓋に設定し，顎にはチンキャップを装着してそれらを牽引ゴムでつないだ．
　　　　　この場合，固定源は顎外であるため顎外固定装置に分類される．

3. 固定式か可撤式かによる分類

　　患者が自身で装置を着脱できるかできないかが分類の判断基準となる．たとえば，リップバンパーはその装置の構成である唇側弧線は着脱できるが，維持バンドは着脱できないことから固定式に分類される（装置の一部でも着脱できない箇所がある場合は固定式とする）．

1）固定式矯正装置

　　装置がセメント合着されていたり，矯正用線が結紮されていたりして，患者が装置を取り外すことができないもの．

　　（例）舌側弧線装置：維持バンドは着脱できない．
　　　　マルチブラケット装置：歯面にボンディングされているため着脱できない．

2）可撤式矯正装置

　　患者が簡単に装置を着脱できるもの．

　　（例）各種の床矯正装置，チンキャップ，その他の顎外固定装置，アクチバトール（F. K. O.），フレンケルの装置，トゥースポジショナー，ラップアラウンドリテーナー．

4. 装着される場所による分類

　　装置の主体が歯列弓の外側（唇側，頬側），内側（口蓋側，舌側），両側，口腔外のいずれかに装着されるかによって分類される（図5-1）．

1）唇側装置

　　歯列弓の外側（唇側，頬側）に装着されるもの．

　　（例）唇側弧線装置，マルチブラケット装置，リップバンパー．

2）舌側装置

　　歯列弓の内側（口蓋側，舌側）に装着されるもの．

　　（例）：舌側弧線装置，急速拡大装置，リンガルブラケット装置．

3）唇・舌側装置

　　装置が歯列弓の外側と内側にまたがるもの．

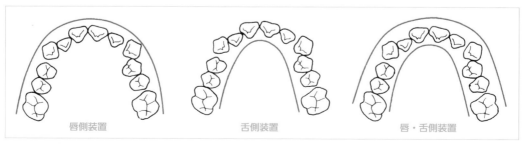

唇側装置　　　　　　舌側装置　　　　　唇・舌側装置

図5-1　矯正装置の主体位置（口腔内）

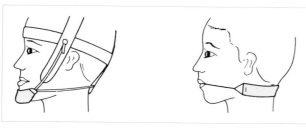

図5-2　矯正装置の主体位置（口腔外）

（例）多くの床矯正装置（咬合挙上板，咬合斜面板，ホーレーの保定装置），ラップアラウンドリテーナー，トゥースポジショナー，アクチバトール（F. K. O.），バイオネーター，スプリングリテーナー．

4）顎外装置

　　頸部，頭部，顔面部などの口腔外に固定源をもつもの（図5-2）．

　　（例）チンキャップ（オトガイ帽装置），大臼歯の遠心移動のための上顎顎外装置（ヘッドギア），上顎前方牽引装置．

5．使用材料による分類

　　装置の主体が金属線か，床であるかによって分類されている．

1）線矯正装置

　　装置の主体が矯正用線で構成されているもので，この矯正用線を保持するためにバンドが用いられていても，通常，線矯正装置に分類される．

　　（例）舌側弧線装置，唇側弧線装置，マルチブラケット装置，クオドヘリックス拡大装置，バイヘリックス拡大装置．

2）床矯正装置

　　装置の主体が床によって構成されているもので，これらの床を保持するためにクラスプや接歯唇側線が用いられていても，通常，床矯正装置に含まれる．

　　（例）咬合挙上板，咬合斜面板，ホーレーの保定装置，スライディングプレート．

一問一答

A 矯正装置の必要条件

問 **1** 矯正装置の必要条件は

答 **1** ①適切な強さの矯正力をもつ
②矯正力を目的の方向に加えられる
③矯正力を持続的に加えられる
④（保定装置は，）動的矯正治療終了後の状態を確実に保てる

問 **2** 口腔内で使用される矯正装置の所要条件は

答 **2** ①咀嚼・発音・呼吸の機能，顎骨の発育，歯の萌出・生理運動を妨げない
②口腔内で変形・変質しない

B 矯正装置の分類

問 **3** 矯正装置を矯正力の働き方により分類すると

答 **3** 器械的矯正装置，機能的矯正装置

問 **4** 矯正装置を固定源の位置により分類すると

答 **4** 顎内固定装置，顎間固定装置，顎外固定装置

問 **5** 器械的矯正装置が矯正力として利用するのは

答 **5** 矯正用線の弾性，ゴムリングの収縮力など

問 **6** 機能的矯正装置が矯正力として利用するのは

答 **6** 口腔周囲筋の機能力

問 **7** 顎内固定装置とは

答 **7** 移動させる歯や顎と同じ顎内に固定源を求めた装置

問 **8** 顎間固定装置とは

答 **8** 移動させる歯や顎の固定源を対顎内に求めた装置

問 **9** 顎外固定装置とは

答 **9** 移動させる歯や顎の固定源を口腔外に求めた装置

問 **10** 可撤式矯正装置とは

答 **10** 患者自身が着脱できる矯正装置

問11	固定式矯正装置とは	答11	接着やセメント合着などにより固定されていて患者自身が外すことのできない装置
問12	舌側弧線装置は機能的か器械的か	答12	器械的矯正装置
問13	急速拡大装置を固定源の位置で分類すると	答13	顎内固定装置
問14	顎間固定装置は可撤式か固定式か	答14	固定式矯正装置
問15	アクチバトールは機能的か器械的か	答15	機能的矯正装置
問16	上顎前方牽引装置を固定源の位置で分類すると	答16	顎外固定装置
問17	咬合斜面板は可撤式か固定式か	答17	可撤式矯正装置
問18	可撤式拡大装置は機能的か器械的か	答18	器械的矯正装置
問19	緩徐拡大装置を固定源の位置で分類すると	答19	顎内固定装置
問20	マルチブラケット装置は可撤式か固定式か	答20	固定式矯正装置
問21	リップバンパーは機能的か器械的か	答21	機能的矯正装置
問22	ヘッドギアを固定源の位置で分類すると	答22	顎外固定装置
問23	フレンケルの装置は可撤式か固定式か	答23	可撤式矯正装置
問24	マルチブラケット装置は機能的か器械的か	答24	器械的矯正装置
問25	顎間固定装置は機能的か器械的か	答25	器械的矯正装置
問26	舌側弧線装置を固定源の位置で分類すると	答26	顎内固定装置
問27	バイオネーターは可撤式か固定式か	答27	可撤式矯正装置
問28	ヘッドギアは機能的か器械的か	答28	器械的矯正装置
問29	可撤式拡大装置を固定源の位置で分類すると	答29	顎内固定装置
問30	オトガイ帽装置は可撤式か固定式か	答30	可撤式矯正装置
問31	咬合挙上板は機能的か器械的か	答31	機能的矯正装置
問32	リップバンパーを固定源の位置で分類すると	答32	顎内固定装置

5

矯正装置の必要条件と分類

問33	下顎犬歯間リテーナーは可撤式か固定式か	答33	固定式矯正装置
問34	咬合斜面板は機能的か器械的か	答34	機能的矯正装置
問35	バイオネーターは機能的か器械的か	答35	機能的矯正装置
問36	オトガイ帽装置を固定源の位置で分類すると	答36	顎外固定装置
問37	ヘッドギアは可撤式か固定式か	答37	可撤式矯正装置

答37の解説：**解説** ヘッドギアとフェイスボウは着脱可能である．ただし，維持バンドは支台歯に固定される．

問38	急速拡大装置は機能的か器械的か	答38	器械的矯正装置
問39	アクチバトールは可撤式か固定式か	答39	可撤式矯正装置
問40	オトガイ帽装置は機能的か器械的か	答40	器械的矯正装置
問41	リップバンパーは可撤式か固定式か	答41	固定式矯正装置

答41の解説：**解説** 可撤式とする考え方と固定式とする考え方があるが，ここでは教本の分類に従った．詳しくは教本p.48の脚注を参照．

問42	上顎前方牽引装置は機能的か器械的か	答42	器械的矯正装置
問43	咬合挙上板は可撤式か固定式か	答43	可撤式矯正装置
問44	フレンケルの装置は機能的か器械的か	答44	機能的矯正装置
問45	緩徐拡大装置は機能的か器械的か	答45	器械的矯正装置
問46	クオドヘリックス拡大装置は可撤式か固定式か	答46	固定式矯正装置
問47	舌側弧線装置は可撤式か固定式か	答47	固定式矯正装置
問48	急速拡大装置は可撤式か固定式か	答48	固定式矯正装置
問49	機能的矯正力を利用する装置は	答49	アクチバトール（F.K.O.），バイオネーター，咬合挙上板，咬合斜面板，リップバンパー，フレンケルの装置

第 **6** 章 # 矯正装置の種類と製作

📖 知識の整理と重要事項

矯正歯科治療で用いられる種々の装置とその治療目的を表6-1に示す.

A 舌側弧線装置

1. 目 的

全顎的な矯正治療を必要としない，数歯の位置異常を有する症例の治療を目的とする．舌側に装着されるため，装置による審美的障害が比較的少ない．

2. 装置の構成

主線，維持装置，維持バンド（帯環），補助弾線によって構成される（図6-1）.

3. 使用材料と器具

表6-2に示す.

4. 製作法と製作上の注意点

1）維持バンドの製作と適合

維持バンド調整の前処置として，歯間分離が行われる.

2）印象採得

維持歯に維持バンドを装着してモデリングコンパウンドで印象採得するが，著しい叢生や歯列内にアンダーカットがある場合には，アルジネート印象材が用いられる.

3）作業用模型の製作

印象に石膏泥を注入して，作業用模型を製作する．バンドの舌側面に維持管がろう付けされている場合には，管の中に石膏泥が入り込まないように，管をワックスで覆っておく.

4）維持装置のろう付け

維持管は，バンド舌側面のろう付け面に広く流ろうしたうえでろう付け

1），2）は，歯科診療所における操作である.

表6-1 矯正装置の種類と治療目的

矯正装置	治療目的
舌側弧線装置	歯の移動（唇側移動，頬側移動，近心移動，遠心移動） 保隙装置，保定装置，顎間固定装置として 加強固定
顎間固定装置	前歯の舌側移動 下顎骨の近心移動，遠心移動 大臼歯の遠心移動
アクチバトール（F.K.O.）	上顎前突，反対咬合（下顎前突），交叉咬合の改善
バイオネーター	上顎前突，反対咬合（下顎前突），交叉咬合の改善
咬合挙上板	過蓋咬合の改善
咬合斜面板	過蓋咬合を伴う下顎遠心咬合の改善
拡大装置 　可撤式拡大装置 —— 緩除拡大法 　固定式拡大装置 　　急速拡大法 　　緩除拡大法 —— クオドヘリックス拡大装置 　　　　　　　　　　　バイヘリックス拡大装置	歯の移動，歯列弓の側方拡大や顎骨の拡大 歯槽骨内での歯の前方移動，側方移動 上顎骨の正中口蓋縫合の拡大 側方歯の拡大 側方歯の拡大
マルチブラケット装置	開咬，上顎前突，下顎前突などほとんどの不正咬合の改善
リップバンパー	左右下顎第一大臼歯の遠心移動や近心移動の防止
ナンスのホールディングアーチ	保隙，加強固定，上顎前方牽引装置との併用（上顎骨の劣成長に伴う反対咬合の改善）
ヘッドギア（上顎顎外固定装置）	第一大臼歯の遠心移動や近心移動の防止
チンキャップ（オトガイ帽装置）	下顎骨の成長発育の抑制と下顎骨の後方移動
上顎前方牽引装置 　フェイスマスクタイプ 　ホルンタイプ	下顎骨の成長発育の抑制と下顎骨の後方移動，同時に上顎骨の前方移動
フレンケルの装置（ファンクションレギュレーター）	口腔周囲筋の圧力の排除
スライディングプレート	外傷性咬合の防止 オトガイ帽装置との併用による下顎前突の改善
保定装置 　ホーレーの保定装置 　トゥースポジショナー 　マウスピース型カスタムメイド矯正歯科装置（アライナー） 　ラップアラウンドリテーナー 　下顎犬歯間リテーナー 　スプリングリテーナー	動的治療後の保定

するが，その位置と方向は，バンドの舌側面歯頸部寄りに，咬合面に対して垂直とすることが望ましく，両側の維持管が平行になるようにする．

5）主線の設計

　　作業用模型に主線が通過する位置を設定し，外形線を記入する．主線は各歯の舌側歯頸部に軽く一点で接し，滑らかな曲線を描くように設定す

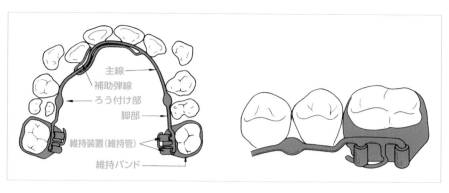

図6-1 舌側弧線装置の構成と各部の名称

（全国歯科技工士教育協議会編：歯科技工士教本 矯正歯科技工学. 医歯薬出版, 東京, 1995.）

図中ラベル：主線 / 補助弾線 / ろう付け部 / 脚部 / 維持装置（維持管）/ 維持バンド

表6-2 舌側弧線装置の使用材料と使用器具

	使用材料	使用器具
歯科診療所	歯間分離用の真鍮結紮線（φ0.4 mm程度） 臼歯用バンドメタルまたは大臼歯の既製バンド 印象材（アルジネート印象材, モデリングコンパウンド）	ホウのプライヤー 金冠鋏 カッティングプライヤー バンドプッシャー コンタリングプライヤー バンドリムービングプライヤー
歯科技工所	既製S. T. ロック φ0.9 mm矯正用線（主線用） 銀ろう線 フラックス φ0.5 mm矯正用線（補助弾線用）	ろう付け台 ヤングのプライヤー アングルのプライヤー ワイヤーニッパー ミニトーチ 矯正用ピンセット 切下げ 電解研磨器 電気エンジン 研磨器具一式

る. 未萌出歯や歯列弓から外側に大きく離れて位置する歯には, 接する必要はない.

6) 維持装置脚部の屈曲

維持装置の脚部は, 近心の維持管の直前から歯頸側へ約45°屈曲し, 第二小臼歯の歯頸部で軽く接するようにし, 第一小臼歯との中間で切断する. 切断部は主線とのろう付けを行うため, カーボランダムポイントなどで平面に仕上げる.

7) 主線の屈曲

主線に傷をつけないよう, 屈曲は手指で行い, 各歯の歯頸部一点で軽く接触させる. 微調整を必要とする箇所は, ヤングのプライヤーを用いて屈曲する. 主線と脚部とのろう付け部は, 面で密着するように削合する.

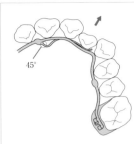

45°

・直径 0.5 mm の矯正用線
・主線に対して 45°
・1 歯（前歯）の唇側移動

単式弾線：前歯の唇側移動

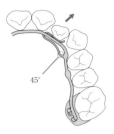

45°

・直径 0.5 mm の矯正用線
・主線に対して 45°
・唇側・頬側移動
※単式弾線に比べて弾線が長いことから，より緩やかな矯正力が得られる

複式弾線：前歯・小臼歯の唇・頬側移動

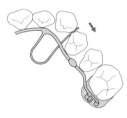

・直径 0.5 mm の矯正用線
・主線に対して 90°
・前歯，小臼歯の近遠心移動

指様弾線：歯の近遠心移動

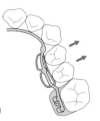

・直径 0.4 mm の矯正用線
・主線に対して 45°
・数歯（前歯，小臼歯）の唇・頬側移動

連続弾線：前歯・小臼歯数歯の唇・頬側移動

図 6-2　補助弾線の種類

（関西北陸地区歯科技工士学校連絡協議会編：矯正歯科技工学・小児歯科技工学　歯科技工学実習トレーニング．医歯薬出版，東京，2011．）

8）主線と脚部のろう付け

　　流ろうを容易にするために，ろう付け部の石膏面を少し削り取る．これは石膏面とろう付け部を接触させないことにより，ろう付け時に熱が作業用模型に逃げないようにするためである．この操作により，ろう付け面の裏側への流ろうを容易にする．

9）補助弾線のろう付けと屈曲

　　通常は，口腔内で試適を行いながら歯科医師がろう付けして屈曲調整するが，時には歯科技工所でろう付け，屈曲することがある．

10）研　磨

　　研磨は通法に従って行うが，次の点に注意する必要がある．

　①　電解研磨器のかけすぎや，サンドペーパーの使用で維持バンドを薄くしない．

　②　電気エンジンを使用する際，研磨用ホイールなどで装置を変形させない．

　③　維持バンドの左右を間違えやすいので，バンドの研磨は片方ずつ主線から外して行う．

11）補助弾線の種類と目的（図 6-2）

　　歯の移動に必要な矯正力は，主線にろう付けされた補助弾線によって得

られるので，弾線が加熱によって軟化しないように，自在ろう付けで行う．ろう付けされた補助弾線は，歯の移動方向によって種々の形態に屈曲される．弾線は$\phi 0.5\,\mathrm{mm}$，長さはろう付け部から$2.5\sim3.0\,\mathrm{cm}$である．

（1）単式弾線
主線に対して約45°の角度でろう付けされ，主線と歯頸部粘膜の間に沿って屈曲し，主に切歯の唇側移動に用いられる．

（2）複式弾線
ろう付け角度や主線への沿い方は単式弾線と同じであるが，弾線の遊離端が二重に屈曲されるため，持続性のある明確な矯正力が得られる．前歯の唇側移動や側方歯の頰側移動に用いられる．

（3）指様弾線
主線に対して直角で，粘膜の傾斜度に合わせてろう付けされる．比較的大きなループをつくり，前歯または小臼歯の近・遠心移動に用いられる．

（4）連続弾線
主線に対し両端が45°の角度でろう付けされ，隣接する複数歯の唇側移動や小臼歯の頰側移動に用いられ，上顎両中切歯の対称捻転の治療に応用される．その形態から矯正力が強くなるため，$\phi 0.4\,\mathrm{mm}$の弾線が用いられる．

5. 舌側弧線装置の応用法

1）歯の移動
混合歯列の初期，すなわち，前歯が萌出する時期に永久歯の不正の最初の徴候が現れる．前歯の唇・舌側転位と傾斜，近・遠心転位と捻転がある．

2）保隙装置として
混合歯列期で乳歯群の早期喪失がある場合に，第一大臼歯の近心転位を防ぎ，側方歯の萌出余地を確保する．

3）顎間固定装置として
上顎前突の治療において，上顎前歯群を一括して舌側に移動する場合，顎間ゴムリングによる矯正力の固定源は下顎歯列弓に求められ，下顎歯列弓に舌側弧線装置が装着される．また，反対咬合で下顎前歯群の舌側移動や下顎骨全体の後方移動を行う場合，上顎歯列弓に舌側弧線装置が装着される．

4）保定装置として
計画どおりの動的治療が終了したとき，舌側弧線装置の主線を更新，または主線に加線して保定装置として使用できる．

5）加強固定として
加強固定とは固定源を補強することで，本装置では，左右の大臼歯を主線で連結することにより，固定源を補強することができる．また，ほかの

装置との併用によって加強固定として用いる場合には，維持バンドにバッカルチューブやフックなどを付与する.

B ナンス（Nance）のホールディングアーチ

1. 目　的

上顎のみに使用するもので，装置自体に動的矯正装置としての機能はない.
① 齲蝕による乳臼歯の歯冠の崩壊や早期喪失に対する保隙.
② 混合歯列期あるいは永久歯列期における第一大臼歯の近心転位を防ぐ固定源として（加強固定）.
③ 顎外固定装置の一つである上顎前方牽引装置の構成として用いられる.

パラタルボタンにより口蓋を固定源として利用するため，上顎のみに用いられる.

2. 装置の構成

主線と維持バンド，パラタルボタンによって構成される（図6-3）.

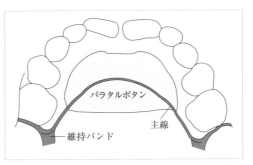

図6-3　ナンスのホールディングアーチの構成と各部の名称

C 顎間固定装置

症例に応じて，舌側弧線装置と唇側弧線装置を対顎にそれぞれ装着する．上下の装置間にゴムリングを用い，矯正力とする.

1. 目　的

移動させたい歯の対顎を固定源とする装置である．上顎の歯列を移動させるときには，下顎が固定源となる．舌側弧線や唇側弧線などが利用され，大臼歯の遠心移動，前歯の舌側移動が行われる.

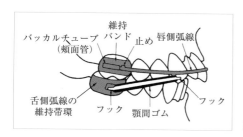

図6-4　顎間固定装置の構成と各部の名称

表6-3　顎間固定装置の使用材料と使用器具

使用材料	使用器具
φ0.9 mm矯正用線（唇側弧線） 維持バンド バッカルチューブ（頰面管：内径0.9 mm，長さ10 mm） フック 顎間ゴム 銀ろう線 フラックス	舌側弧線装置製作と同じ

（唇側弧線に使用される材料：舌側弧線は省く）

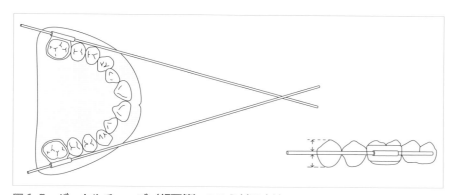

図6-5　バッカルチューブ（頰面管）のろう付け方法
（全国歯科技工士教育協議会編：歯科技工士教本　矯正歯科技工学. 医歯薬出版, 東京, 1995.）

2. 装置の構成

　　舌側弧線と唇側弧線などによって構成される（図6-4）.

3. 使用材料と器具

　　表6-3に示す.

4. 製作順序

　　顎間固定装置の製作順序を以下に示す. 舌側弧線装置と共通するところ

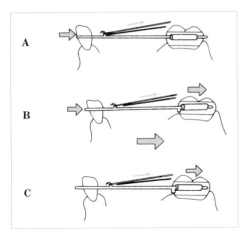

図6-6 顎間固定装置の矯正力の働き方
A：前歯の舌側移動．B：歯列弓の後退．C：維持歯の遠心移動
（全国歯科技工士教育協議会編：歯科技工士教本 矯正歯科技工学．医歯薬出版，
東京，1995．）

は省略する．

1）バッカルチューブ（頬面管）のろう付け

バッカルチューブ（頬面管）は，維持バンド頬側にろう付けされる（図
6-5）．その位置と方向はバッカルチューブに通したガイドワイヤーで決
める．ガイドワイヤーが側方歯と前歯の歯冠中央か，それより歯頸部寄り
で頬面（唇面）に軽く接するように，両側のガイドワイヤーを正中線の前
方で交叉させる．

2）唇側弧線の屈曲

唇側弧線は，移動目的に応じて前歯唇面に接触させて屈曲するものと，
接触させないで屈曲するものがある．

3）フックのろう付け

ゴムリングを装着するためのフックを，唇側弧線と固定源になる舌側弧
線装置の維持バンド頬面にろう付けする．

4）止めのろう付け

移動目的に応じて唇側弧線に止めをろう付けする．

5．矯正力の働き方

1）前歯の舌側移動（図6-6-A）

唇側弧線が前歯に接触し，バッカルチューブへの止めがないため，矯正
力は前歯に作用し，舌側へ移動する．

2）下顎骨（歯列弓）の遠心移動（図6-6-B）

唇側弧線が前歯に接触し，唇側弧線のバッカルチューブの近心部に止め
がろう付けされているので，前歯，維持歯ともに矯正力が作用し，下顎骨
（歯列弓）が後退する．

3）大臼歯（維持歯）の遠心移動（図6-6-C）

唇側弧線が前歯の唇面から離れ，唇側弧線にろう付けされた止めによって維持歯に矯正力が作用し，維持歯が遠心へ移動する．

D　アクチバトール（F. K. O.）

1. 目　的

下顎に付着している筋群の機能力を矯正力として用い，反対咬合（下顎前突），上顎前突，交叉咬合などの改善に効果があり，夜間の睡眠時に使用する機能的矯正装置である．

しかし，作用が緩慢で治療期間が長くなったり，ほかの矯正装置の進歩によって，この装置の治療効果に疑問が生じ，適応範囲が制限されつつある．

2. 装置の構成

床翼部と誘導線によって構成される（図6-7）．

3. 使用材料と器具

表6-4に示す．

4. 製作法

1）構成咬合器への模型装着

構成咬合位で採得されたバイトワックスを作業用模型に適合させる．構成咬合器は，模型の相対位置がくるうことのないように考案された専用の咬合器である．装着位置は，上下的中央に咬合平面を，前後的には技工操作を容易にするために後方とする．

2）設　計

作業用模型の舌側歯頸線を明確にする．床の外形線は，上顎はホーレー

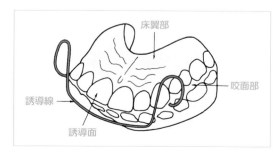

図6-7　アクチバトールの構成と各部の名称

表6-4　アクチバトール（F. K. O.）の使用材料と使用器具

使用材料	使用器具
バイトワックスで保持された作業用模型 φ0.9 mm矯正用線 床用材料	構成咬合器 アクチバトール用フラスク 床矯正装置製作と同じ器具類 研磨用具一式

の保定装置（p.69），下顎はスライディングプレートと同様に，唇頬側では，前歯の切縁と臼歯の頬側咬頭頂を結ぶ線とする.

3）誘導線の屈曲

① **上顎前突**：上顎誘導線

② **下顎前突**：顎間誘導線，上顎誘導線と下顎誘導線の併用

誘導線の屈曲は，咬合挙上板，咬合斜面板（p.47）と同様である.

4）ワックスパターンの形成

① パラフィンワックスで仮床を圧接する.

② 誘導線を仮床に固定する.

③ 上下顎の仮床を連結する.

④ ワックス表面を滑らかにする.

5）埋没，重合，研磨

ワックスパターンだけを埋没するため，まず舌側の平滑面を露出させた一次埋没を行う．次に，フラスク下盒への埋没を行う．専用の重合用フラスクは下盒が深くつくられているので，露出面を上方に向ける．以後の操作は義歯の重合操作と同様で，研磨も通常の方法で行う.

5. 製作上の注意点

① 構成咬合器への模型の装着は，石膏をできるかぎり少量にする（石膏が厚すぎると，硬化膨張などにより構成咬合の高さが変化する）．このとき，支柱と上下の台が密接していることが必要である.

② ワックス仮床の圧接は，粘膜面，歯頸部，咬合面部の順に行う．特に歯頸線が明瞭に記入されていなくてはならない.

③ ワックス仮床と誘導線の連結を行う場合，構成咬合器の上下がよく嵌合していることを確認する.

④ 上下の仮床を連結するとき，構成咬合器の各支柱の着脱部が浮き上がりやすいので注意する.

⑤ 床が厚すぎると固有口腔が狭められ，舌の運動が妨げられるので，睡眠中に無意識に口腔外に押し出してしまうので好ましくない．したがって，ワックスパターンは薄くする.

E バイオネーター

1. 目 的

　　Balterが考案した機能的矯正装置である．アクチバトールに比べて矯正用線が多く，口蓋前方の床がなく，また装置自体も小さい．この装置は狭窄歯列弓，下顎前突，開咬などの症例に用いられる．

アクチバトールから派生した装置で，アクチバトールに比べて呼吸がしやすいため，昼間の使用も可能である．

2. 装置の構成

　　唇側線と前歯舌側線と口蓋線，床部によって構成される（図6-8）．

3. 使用材料と器具

　　表6-5に示す．

4. 製作法と製作上の注意点

① 構成咬合位で採得されたバイトワックスをかませたままの作業用模型を構成咬合器に装着する．
② 床外形線，唇側線，口蓋線，前歯舌側線の外形線を記入する．
③ 唇側線，口蓋線，前歯舌側線を屈曲する．
④ 唇側線，口蓋線，前歯舌側線をストッピングなどで固定する．
⑤ 床が接する上下顎模型の歯面と粘膜面にレジン分離剤を塗布する．
⑥ レジン形成はふりかけ法，スプレッド法を用いる．
⑦ レジン重合後，形態修正を行い，通法に従い研磨を行う．

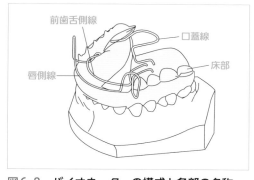

図6-8　バイオネーターの構成と各部の名称

表6-5　バイオネーターの使用材料と使用器具

使用材料	使用器具
バイトワックスで構成咬合位に保持された上下顎作業用模型 φ0.8〜1.2 mm矯正用線 拡大ネジ（必要に応じて） 矯正用常温重合レジン	構成咬合器 線屈曲用プライヤー レジン重合用加圧器

F 咬合挙上板

　　装置によって上下顎臼歯の咬合面間に間隙をつくり，臼歯群の自然萌出

6
矯正装置の種類と製作

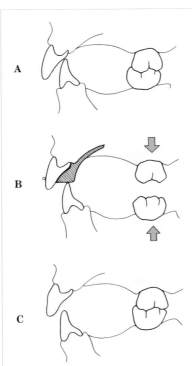

A：上下顎前歯の被蓋が深い過蓋咬合.
B：咬合挙上板を装着すると，閉口した際に下顎前歯の切縁が咬合挙上板の水平部に当たり，それ以上かみ込めないため，上下顎の臼歯部は接触できない.
C：上下顎の臼歯部が徐々に挺出してくる.臼歯咬合面が接触したら咬合挙上板を除去する.

図6-9　咬合挙上板の作用
（全国歯科技工士教育協議会編：歯科技工士教本　矯正歯科技工学. 医歯薬出版，東京，1995.）

力を矯正力として，二次的に前歯の被蓋を浅くし，過蓋咬合を改善する.

1. 目　的

　永久歯の歯冠が齲蝕により崩壊したり，抜去されたまま放置されると，その歯の対合歯は徐々に挺出する. これと同じ状態を床によってつくり，小臼歯，大臼歯の挺出をはかるのが本装置の目的である（図6-9）.

2. 装置の構成

　床と接歯唇側線，維持装置によって構成される（図6-10）.

3. 使用材料と器具

　表6-6に示す.

4. 製作法と製作上の注意点

1）咬合器装着

　咬頭嵌合位で作業用模型を咬合器に装着する. 咬合器上で咬合の挙上を

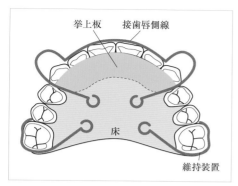

図6-10 咬合挙上板の構成と各部の名称
（全国歯科技工士教育協議会編：最新歯科技工士教本 矯正歯科技工学. 医歯薬出版, 東京, 2017.）

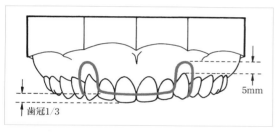

図6-11 接歯唇側線の正面観
（全国歯科技工士教育協議会編：歯科技工士教本 矯正歯科技工学. 医歯薬出版, 東京, 1995.）

表6-6 咬合挙上板の使用材料と使用器具

使用材料	使用器具
φ0.7〜0.9 mm矯正用線 ワックス類 矯正用レジン	咬合器 各種プライヤー 研磨用具一式

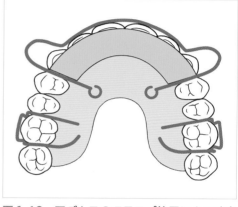

図6-12 アダムスのクラスプ使用による咬合挙上板

行う（通常は臼歯部で2〜3 mm程度）.

2）接歯唇側線の屈曲

上下顎歯列の咬合面間に間隙をつくるので, ループから脚部への移行部は, この間隙を通過させればよい（図6-11）. 前歯の舌側移動を伴う場合には, 接歯唇側線（φ0.7〜0.9 mmの矯正用線）により緩やかな矯正力を発現させる. 床の前歯舌側面は削除され, 移動余地がつくられる.

3）クラスプの屈曲

維持歯を含む臼歯部の萌出を妨げないように屈曲する. すなわち, どのようなタイプのクラスプを応用しても, そのクラスプの歯間通過部は約1〜2 mm離すことが必要である（図6-12）.

4）レジン形成

① **床部の形成**：1.5〜2.0 mm厚の床を形成する.

② **床の水平部の形成**：上下顎臼歯部の咬合面間に約2〜3 mmの間隙をつくる高さで, 後縁は下顎前歯の切縁が確実に接触し, しかも異物感を最小限度に留める位置とする.

5）研　磨

　　　水平部の後縁は滑らかに研磨して，舌の運動を妨げたり傷をつけないようにする．

G 咬合斜面板

1. 目　的

　　　ジャンピングプレートともよばれ，閉口する際の筋の機能力を矯正力として，遠心位にある下顎を前進させるとともに，臼歯部の萌出を促し咬合を挙上させる（図6-13）．

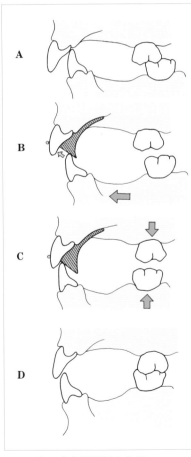

A：適応症は過蓋咬合を伴う下顎遠心咬合．
B：咬合斜面板を装着した状態で閉口すると下顎前歯の切縁が斜面部に接触する．
C：さらに閉口しようとすると，下顎切歯が斜面に誘導されて下顎骨全体が前方に移動する．上顎前歯の舌側面に接するまで前進したとき，上下顎の臼歯部の咬合面間には咬合挙上板と同様の間隙ができ，常時装着しているうちに臼歯部の延長と顎関節部の変化，筋の順応が進行する．
D：上下顎の臼歯部が徐々に挺出してくる．臼歯咬合面が接触したら咬合斜面板を除去する．

図6-13　咬合斜面板の作用
（全国歯科技工士教育協議会編：歯科技工士教本　矯正歯科技工学. 医歯薬出版, 東京, 1995.）

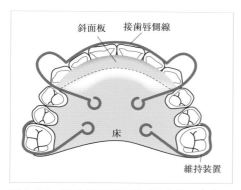

図6-14 咬合斜面板の構成と各部の名称
（全国歯科技工士教育協議会編：最新歯科技工士教本
矯正歯科技工学．医歯薬出版，東京，2017.）

表6-7 咬合斜面板の使用材料と使用器具

使用材料	使用器具
φ0.7〜0.9 mm矯正用線 ワックス類 矯正用レジン	咬合器 各種プライヤー 研磨用具一式

2. 装置の構成

床と接歯唇側線，維持装置によって構成される（図6-14）．

3. 使用材料と器具

表6-7に示す．

4. 製作法と製作上の注意点

咬合挙上板と異なる点を挙げる．

1）斜面前縁の位置

模型の上顎前歯舌側面に，望ましい垂直被蓋の下顎前歯切縁の位置を記入する．斜面の前縁を表している．

2）斜面の傾斜角度

斜面前縁から咬合平面に対して45°前後の斜面を形成する．

3）斜面後縁の位置

閉口時に，下顎前歯切縁が当たる箇所から約2 mm後方を斜面の後縁として，装置の装着時に試適・削合する．

4）製作上の注意点

下顎遠心咬合の程度が著しく強い症例において，一挙に下顎を前進させようとして，斜面の大きな装置を装着すると，口腔内における異物感が大きく，発音にも支障を来たし，患者が装着を怠る原因となる．また，下顎に付着する筋群の順応が急激には得られないため，閉口時に斜面によって多少の前進があっても，筋による後方への牽引力が働き，下顎前歯の唇側傾斜を起こすことがある．このような症例では，咬頭嵌合位からの段階的な前進をはかるために，常温重合レジンにより斜面の位置を少しずつ前方

6
矯正装置の種類と製作

に形成していく方法がとられる.

斜面の後縁のエッジが鋭利であると，舌を傷つけることがあるので，丸みをもたせる必要がある.

H 可撤式拡大装置

1. 目 的

歯列弓を側方に拡大する．可撤式拡大装置は，乳歯列期，混合歯列期に用いられる.

拡大ネジを用いた場合は，患者自身か保護者が定期的にネジを回転させ，床をわずかに広げた状態で口腔内に装着する．この繰り返しによって，歯列を所定量まで広げる.

上顎骨の正中口蓋縫合を離開して顎骨そのものを拡大する方法である.

2. 装置の構成

拡大ネジを用いた上顎歯列弓の場合は，床と拡大ネジ，維持装置によって構成される（図6-15）.

3. 使用材料と器具

表6-8に示す.

4. 製作法と製作上の注意点

1）外形線の記入

床外形は，前歯部では基底結節を覆い，臼歯部では歯冠長の1/2まで覆う．床後縁は最後臼歯の遠心面を連ねた線までとする．拡大ネジの位置は

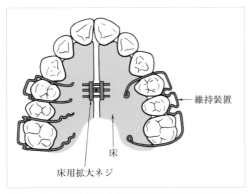

図6-15 可撤式拡大装置の構成と各部の名称

表6-8 可撤式拡大装置の使用材料と使用器具

使用材料	使用器具
拡大ネジ クラスプ用線 パラフィンワックス 床用材料	糸ノコギリ（床の分割用）

正中口蓋縫合線上に設定する.

2）クラスプの屈曲

　　強固な維持が要求されるため，シュワルツのクラスプ，アダムスのクラスプ，単純鉤などが用いられる．アローヘッドクラスプの屈曲には，専用のプライヤーが必要である.

3）拡大ネジの位置

　　左右の第一小臼歯を結ぶ口蓋正中部とする．拡大ネジには保持板がついているので，ネジ全体を埋入することは容易である.

4）床の製作

　　常温重合レジンを用いて床部の形成を行う．床部の形成終了後，装置を作業用模型から撤去し，拡大ネジの大翼板，小翼板を除去する．その後，通法に従い研磨を行う.

5）床の分割

　　研磨後，研磨面を損なうことなく糸ノコギリ，ディスク，バーなどで床部を分割し，切断縁は丸みをもたせておく.

固定式拡大装置

　　可撤式拡大装置と同様で，口蓋の拡大および歯列を側方に拡大する．可撤式に比べて確実な効果を得られやすい.

　　固定式拡大装置は，急速拡大装置と緩除拡大装置に大別できる.

　　① 急速拡大装置：拡大ネジを応用

　　② 緩除拡大装置：矯正用線の弾性を応用（クオドヘリックス拡大装置，バイヘリックス拡大装置）

I 固定式急速拡大装置

1．目　的

　　上顎に用いられ，主に顎骨または歯列弓の拡大に適用される.

2．装置の構成

　　固定式拡大ネジを用いた上顎歯列弓の場合は，維持バンドと拡大ネジで構成される（図6-16）.

　　左右の第一小臼歯と第一大臼歯に維持バンドを装着し，同側のバンドは舌側歯頸部で太い金属線で連結され，4本の脚のついた拡大ネジがろう付けされる.

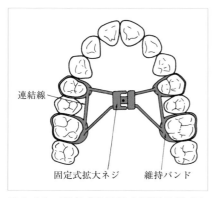

連結線

固定式拡大ネジ　維持バンド

図6-16　固定式急速拡大装置の構成と
各部の名称

表6-9　固定式急速拡大装置の使用材料と使用器具

使用材料	使用器具
維持バンドが装着された作業用模型 固定式拡大ネジ φ1.2〜1.5 mm連結用金属線 銀ろう	太い金属線の屈曲用プライヤー ワイヤーニッパー 削合用具（ヤスリ，ポイント類） ろう付け用器具 研磨用具一式

3. 使用材料と器具

表6-9に示す.

4. 製作法と製作上の注意点

1）拡大ネジの位置

基準は可撤式と同じである．拡大ネジのキーの回転方向を示すマークを後方に設置して，口腔内でのキーの操作を容易にする．

2）脚部の屈曲

拡大ネジの4本の脚を屈曲して口蓋粘膜に沿わせ，維持歯の歯頸部に適合させるが，第一小臼歯の歯頸部に接触させた脚の遊離端を第一大臼歯側に屈曲して，維持バンドの連結に使用することもできる．

3）脚と維持バンドのろう付け

舌側弧線装置の場合と同様で，強固なろう付けが必要である．

4）研　磨

通法に従って行うが，拡大ネジの部分を電解液に浸さないように行う．

5）製作上の注意点

口腔内でキーを操作するので，誤嚥を避けるため紐や鎖をつけ，他端につけたリングに指を挿入しておくとよい．

J 固定式緩除拡大装置

1. 種　類

1）クオドヘリックス拡大装置（上顎）

　　4カ所にらせん（ヘリックス，コイル）が設けられた装置で，側方歯の舌側歯頸部に沿った左右のアームによって側方拡大される．口腔内にはアームを調整して装着される．緩やかな矯正力によって側方拡大が行われる（図6-17）．

2）バイヘリックス拡大装置（下顎）

　　2カ所にらせん（ヘリックス，コイル）が設けられ，側方歯の舌側歯頸部に沿った左右のアームによって拡大される．口腔内にはアームを調整して装着される（図6-18）．

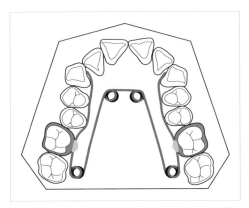

図6-17　クオドヘリックス拡大装置の構成
（全国歯科技工士教育協議会編：最新歯科技工士教本　矯正歯科技工学．医歯薬出版，東京，2017．）

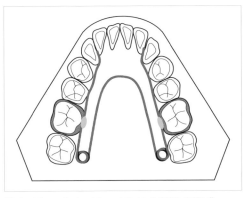

図6-18　バイヘリックス拡大装置の構成
（全国歯科技工士教育協議会編：最新歯科技工士教本　矯正歯科技工学．医歯薬出版，東京，2017．）

K ヘッドギア（大臼歯を遠心移動させる装置）

1. 目　的

　　混合歯列期の第一大臼歯の近心転位は不正咬合の要因となる．また，矯正装置の固定源として第一大臼歯の利用も多い．矯正力の反作用として，固定歯には牽引力が相当加わるので，十分な抵抗力を必要とする．

　　不正咬合の治療に際して，第一大臼歯を本来の位置に戻すための遠心移動や，治療中の第一大臼歯の維持を強固にするためにも，この装置の効果は大きい．

6
矯正装置の種類と製作

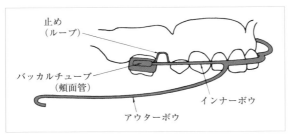

図6-19 顎外固定装置の構成と各部の名称

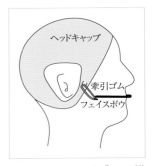

図6-20 ヘッドギアの構成と各部の名称

（全国歯科技工士教育協議会編：新歯科技工士教本 矯正歯科技工学. 医歯薬出版, 東京, 2006.）

表6-10 ヘッドギアの使用材料と使用器具

使用材料	使用器具
維持バンドが装着された作業用模型 バッカルチューブ（内径1.2 mm） インナーボウ（φ1.2 mm） アウターボウ（φ1.5 mm） ループ用矯正用線（φ0.7 mm） ろう付け用材料	各種弧線装置で使用するものと同じ

顎外固定装置に分類される.

2. 装置の構成（図6-19, 20）

ヘッドキャップとフェイスボウを牽引ゴムやスプリングで連結した装置である．また，同様の目的で，ネックバンド（頸部）とフェイスボウを組み合わせることもある．

3. 使用材料と器具

表6-10に示す．

4. 製作法

1）バッカルチューブ（頬面管）のろう付け

顎間固定装置の場合と同様であるが，2本のバッカルチューブを必要とする場合は，並列してろう付けする．

2）インナーボウ（唇側弧線）の屈曲

前歯部唇面から2～3 mm離し，歯頸部寄りに，側方歯の頬面にも接触させない（リップバンパーの場合と同様である）．

3) アウターボウ（顔弓）の屈曲

インナーボウと同一平面上で，口唇閉鎖を妨げない位置とする．遊離端はフックを付与する．

4) インナーボウとアウターボウのろう付け

インナーボウの前歯部に，アウターボウの前歯部をろう付けする．閉じた上下の口唇の間からアウターボウが口腔外に出るが，比較的大きな矯正力が働くため，強固にろう付けする．

5) 装　着

アウターボウのフックがネックバンドと連結されて，口腔内に装着された装置に矯正力が働く．

L　オトガイ帽装置（チンキャップ）

1. 目　的

反対咬合の治療に対する下顎骨の成長抑制に用いられる．

下顎骨の側方発育成長の抑制や，下顎骨の後方移動に用いられる．頭部を固定源とし，オトガイ部にあてられたチンキャップを牽引用ゴムでヘッドキャップと連結することで，矯正力を発現させる．

2. 装置の構成

チンキャップのみをオトガイ帽という．チンキャップとヘッドキャップを牽引ゴムで連結した装置をオトガイ帽装置という（図6-21）．

装置のほとんどが市販されているので，技工操作は，ヘッドキャップやチンキャップにゴムを固定・連結する止めの製作である．

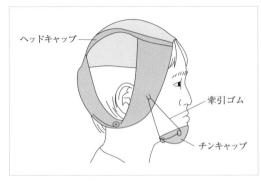

図6-21　オトガイ帽装置

6
矯正装置の種類と製作

M　上顎前方牽引装置

1. 目　的

　　日本人に多くみられる反対咬合は，下顎骨の前進に加えて，上顎骨が後方位をとっているものが多い．このような症例の治療には，下顎骨の後退や発育抑制をチンキャップ装置で行うと同時に，上顎骨の前方移動を行わなければならない．このときに用いられるのが，上顎前方牽引装置である．この装置にはフェイスマスクタイプとホルンタイプの2種がある．

2. 装置の構成

1）フェイスマスクタイプ

　　上顎にナンスのホールディングアーチ（舌側弧線）が装着され，維持バンドの頬面のフックとフェイスマスクの口唇の前方にあるフックとの間に，牽引ゴム（ゴムリング）がかけられるようになっている装置である（図6-22, 23）．

　　装置の構成は以下のとおりである．
　　① 口腔内の装置（舌側弧線装置，ナンスのホールディングアーチ）
　　② フェイスマスク
　　③ 牽引ゴム

2）ホルンタイプ

　　上顎にナンスのホールディングアーチ（舌側弧線装置）が装着され，維持バンドの頬面のフックとチンキャップの上方に出たホルン状のフックとの間に牽引ゴム（ゴムリング）がかけられ，ゴムの牽引力（片側200〜300gの矯正力）がナンスのホールディングアーチ（舌側弧線）を前方に牽引するため，上顎骨が前進する（図6-24）．

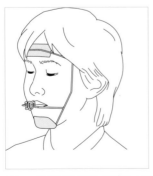

図6-22　フェイスマスクタイプの上顎前方牽引装置
額とオトガイ部が固定源となっている．

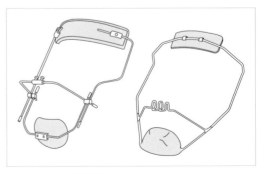

図6-23　既製のフェイスマスク

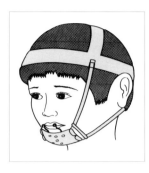

図6-24 ホルンタイプの上顎前方牽引装置
チンキャップの上方に出た2本のフックの先と上顎歯列弓の舌側弧線の維持バンドに付けられたフックとの間に牽引ゴムがかけられる。チンキャップが固定源になっている。
(全国歯科技工士教育協議会編：歯科技工士教本　矯正歯科技工学．医歯薬出版，東京，1995．)

装置の構成は以下のとおりである。
① 口腔内の装置（舌側弧線装置，ナンスのホールディングアーチ）
② ヘッドキャップ
③ チンキャップ
④ 牽引ゴム

N リップバンパー

1. 目　的

下顎第一大臼歯の近心移動の防止や遠心移動に用いられ，口唇の機能圧を矯正力とする機能的矯正装置である。

2. 装置の構成

バッカルチューブ（頬面管）と維持バンド，唇側弧線，バンパーによって構成される（図6-25）。

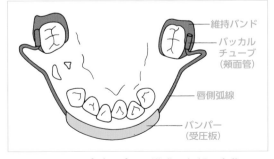

維持バンド
バッカルチューブ（頬面管）
唇側弧線
バンパー（受圧板）

図6-25 リップバンパーの構成と各部の名称
(関西地区歯科技工士学校連絡協議会編：歯科技工学実習帳．矯正歯科技工学/小児歯科技工学，第3版，医歯薬出版，東京，1994．)

表6-11　リップバンパーの使用材料と使用器具

使用材料	使用器具
維持バンドが装着された作業用模型 バッカルチューブ（内径1.0～1.2 mm） 唇側弧線用矯正用線（φ1.0～1.2 mm） バンパー部の枠用矯正用線（φ0.7～1.0 mm） 止め用矯正用線（φ0.7 mm） ろう付け用材料 常温重合レジン	ろう付け用器具類 線屈曲用プライヤー類 ワイヤーニッパー 研磨用器具類

3. 使用材料と器具

表6-11に示す.

4. 製作法

1) バッカルチューブのろう付け

顎間固定装置の場合と同様である（p.41～42）.

2) 唇側弧線の屈曲とバンパーの製作

唇側弧線は前歯部唇面から2～3 mm離し，歯頸部寄りに，側方歯の頬側面も接触させない．ループは高さ約5～7 mm，幅5 mm程度とする.

バンパー（受圧板）はφ0.7～1.0 mm矯正用線で幅7～8 mm，下唇小帯を避けて両犬歯間の長さとし，唇側弧線の下方にろう付けして枠をつくる．枠に常温重合レジンを約1 mmの厚さで板状に築盛し，丸みをもたせて研磨する.

○ マルチブラケット装置

マルチブラケット法は，歯の唇側面，頬側面につけられたブラケットの水平に刻まれた溝に弾線をはめ込んで結紮し，弾線のひずみが復元しようとする力を矯正力として応用するものである．この装置の特徴は，歯の移動を三次元的（唇舌方向，近遠心方向，上下的方向など）に同時進行できることである（図6-26）.

この治療法では，治療の終末にそれぞれの歯につけられたブラケットの溝が一平面上に並ぶように移動させるものであるから，装着時のブラケットの位置と角度が，治療結果の良否を左右する.

1. ダイレクトボンディング法（直接法）

歯科医師が口腔内でブラケットを歯面に直接接着する方法である.

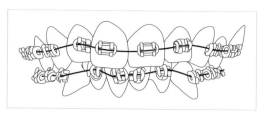

図6-26　マルチブラケット装置

2. インダイレクトボンディング法（間接法）

　　口腔模型上でブラケットの仮着を行い，そのブラケットを包み込んだコアを製作し，コアを介して口腔内でブラケットの位置づけを行う方法である．

1) 特　徴

　① 正確なブラケットの位置づけが行える．
　② 複数のブラケットを一時に接着できるため，ボンディングに要するチェアタイムを短くできる．
　③ ダイレクトボンディング法ではポジショニングの困難な歯列内側機械的矯正法（舌側矯正法）に特に有効な方法である．

2) コアの製作方法

　　ブラケットの仮着およびコアの製作方法は，下記の手順で行う．
　① 基準線の記入
　② ブラケットの仮着と一次コアの製作
　③ 二次コアの製作
　④ ブラケットの位置の確認

P　フレンケル（Fränkel）の装置

1. 目　的

　　ファンクションレギュレーターともよばれる．
　　アクチバトールから派生したビムラーのアダプターやバイオネーターは，筋の機能力を利用して，その力を矯正装置を介して歯や顎骨に加えるものである．しかし，フレンケルの装置は，不正咬合は歯列の外側にある頬筋や口唇部のいくつかの筋の異常な圧力によってもたらされたものであるため，それらの圧力を排除すれば不正咬合は自然に治癒するという考え方に基づいており，機能的矯正装置に分類される．

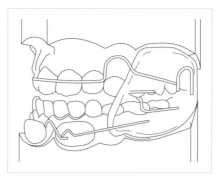

図6-27　フレンケルの装置

2. 装置の構成

口腔前庭に置かれる大きさの異なる板がワイヤーで連結された装置である（図6-27）.

スライディングプレート　　　　　　　　　＊出題基準外

1. 目　的

下顎歯列に装着され，チンキャップ（オトガイ帽装置）と併用して反対咬合の治療効果を高めるための装置である.

本装置の利点は下記のとおりである.

① 咬合の深い症例でも，下顎の後退が行いやすい.
② 上顎前歯の舌側傾斜を防止できる.
③ 外傷性咬合を防止できる.
④ 下顎歯列弓のスペースの確保ができる.
⑤ 下顎前歯の過度の舌側傾斜を防止できる.
⑥ 永久歯の萌出量をコントロールし，特に臼歯の延長を抑制できる.
⑦ 上顎前歯の萌出期に被蓋誘導ができる.
⑧ 咬合平面の調整ができる.
⑨ 小児に対して，小児義歯と同様の機能をもたせることができる.

2. 装置の構成

下顎歯列の咬合面と舌面を覆い，上面が平坦な床装置で，接歯唇側線やクラスプは用いられない（図6-28）.

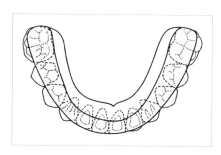

図6-28 スライディングプレート
（全国歯科技工士教育協議会編：歯科技工士教本　矯正歯科技工学. 医歯薬出版, 東京, 1995.）

表6-12　スライディングプレートの使用材料と使用器具

使用材料	使用器具
パラフィンワックスおよび床用レジンの重合に必要な材料	ワックス形成とレジン重合に必要な器具類

3. 使用材料と器具

表6-12に示す.

4. 製作法

1）外形線の描記

下顎前歯の切縁と臼歯の頬側咬頭を覆って，舌側の床下縁は各歯の歯頸部から5～6mm下方とする.

2）平滑面の厚さ

前歯の被蓋がとれて下顎が後退しやすい厚さとする.

3）床の製作

ホーレーの保定装置の場合と同様で，間接法か直接法で製作する.

4）研　磨

通法に従って行うが，平滑面と舌側面との辺縁は滑沢に研磨する.

一問一答

A 舌側弧線装置

問 1	舌側弧線装置の構成は	答 1	主線，維持装置，維持バンド（帯環），補助弾線
問 2	補助弾線とは	答 2	長さ2.5〜3.0 cmの矯正用線で，その弾性によって歯の移動に必要な矯正力を得る
問 3	補助弾線に用いる矯正用線の直径は	答 3	φ 0.5 mm
問 4	前歯・小臼歯の近遠心移動に用いられる補助弾線は	答 4	指様弾線
問 5	前歯1歯の唇側移動に用いられる補助弾線は	答 5	単式弾線
問 6	1歯の唇側・頬側移動に用いられ，単式弾線よりも緩やかな矯正力が得られる補助弾線は	答 6	複式弾線
問 7	数歯（前歯・小臼歯）の唇・頬側移動に用いられる補助弾線は	答 7	連続弾線
問 8	単式弾線のろう付け角度は主線に対して何度か	答 8	45°
問 9	複式弾線のろう付け角度は主線に対して何度か	答 9	45°
問 10	指様弾線のろう付け角度は主線に対して何度か	答 10	90°
問 11	連続弾線のろう付け角度は主線に対して何度か	答 11	45°

B ナンス（Nance）のホールディングアーチ

問 12	ナンスのホールディングアーチはどこに使用されるか	答 12	上顎（口蓋部）
問 13	ナンスのホールディングアーチの使用目的は	答 13	①加強固定，②保隙，③上顎前方牽引装置（顎外固定装置）への利用
問 14	ナンスのホールディングアーチの構成は	答 14	主線，維持バンド，パラタルボタン

C 顎間固定装置

問 **15** 顎内固定装置とは

答 **15** 同一顎内に固定源と被移動歯がある装置

問 **16** 顎間固定装置とは

答 **16** 固定源と被移動歯が対顎にある場合に用いる装置

問 **17** 顎外固定装置とは

答 **17** 固定源を顎外に求めた矯正装置

問 **18** 顎間固定装置の固定源側はどんな装置が用いられるか

答 **18** 舌側弧線装置

D アクチバトール（F. K. O.）

問 **19** アクチバトール（F.K.O.）の適応症は

答 **19** ①反対咬合（下顎前突）
②上顎前突
③交叉咬合

問 **20** アクチバトールの構成は

答 **20** 床部（床翼部，誘導面，咬面部），誘導線

問 **21** アクチバトールの誘導面とは

答 **21** 前臼歯部の舌側面に接する部分

問 **22** アクチバトールの床翼部とは

答 **22** 上下顎粘膜面に接する部分

問 **23** アクチバトールの誘導線に用いられる矯正用線の直径は

答 **23** φ0.9 mm

問 **24** アクチバトールで反対咬合の場合に用いる誘導線は

答 **24** 顎間誘導線

問 **25** 構成咬合位とは

答 **25** 咀嚼筋の力を矯正力として利用することができる下顎位

問 **26** 構成咬合器とは

答 **26** アクチバトールを製作するために考案された咬合器で，構成咬合を正確に保持することができる

E　バイオネーター

問**27**　バイオネーターの構成は

答**27**　唇側線，前歯舌側線，口蓋線，床部

問**28**　バイオネーターの咬合採得を行う下顎位は

答**28**　構成咬合位

問**29**　バイオネーターの口蓋線に用いられる矯正用線の直径は

答**29**　ϕ 1.2 mm

問**30**　アクチバトールと比較したバイオネーターの利点は

答**30**　①アクチバトールに比べて矯正用線を多くして，装置自体の床が小さくできるため，呼吸がしやすい
②昼間の使用も可能である

F　咬合挙上板

問**31**　咬合挙上板の適応症は

答**31**　アングルⅠ級における過蓋咬合

問**32**　咬合挙上板の構成は

答**32**　床（挙上板を含む），接歯唇側線，維持装置

問**33**　過蓋咬合とは

答**33**　咬頭嵌合位において，前歯の垂直的被蓋が深い状態

問**34**　咬合挙上板の咬合採得を行う下顎位は

答**34**　咬頭嵌合位

問**35**　咬合挙上板の咬合の挙上量の目安は

答**35**　上下顎臼歯部の咬合面間に約2〜3mmの間隙をつくる高さ

問**36**　咬合挙上板の接歯唇側線に用いられる矯正用線の直径は

答**36**　ϕ 0.7〜0.9 mm

問**37**　咬合挙上板の維持装置を製作する上での注意点は

答**37**　維持歯の萌出を妨げないように歯冠通過部は約1〜2 mm離す

G 咬合斜面板

問 38 咬合斜面板の適応症は

答 38 過蓋咬合を伴う下顎遠心咬合（アングルⅡ級）

問 39 咬合斜面板の構成とは

答 39 床（斜面板を含む），接歯唇側線，維持装置

問 40 咬合斜面板の傾斜角度は

答 40 咬合平面に対して 45° 前後

問 41 咬合斜面板の接歯唇側線に用いられる矯正用線の直径は

答 41 φ 0.7～0.9 mm

H 可撤式拡大装置

問 42 可撤式拡大装置とは

答 42 歯列弓を拡大するための，着脱のできる床装置

問 43 可撤式拡大装置の適応時期は

答 43 乳歯列期・混合歯列期

問 44 可撤式拡大装置の床外形線の位置は

答 44 前歯部：基底結節を覆う
臼歯部：歯冠長 1/2 を覆う
床後縁：最後臼歯の遠心面を連ねた線

I 固定式急速拡大装置

問 45 固定式拡大装置とは

答 45 患者自身による着脱が不可能な，顎または歯列弓を器械的に拡大する装置

問 46 固定式急速拡大装置の使用目的は

答 46 正中口蓋縫合部を離開させ，歯列や顎骨の側方拡大

問 47 拡大ネジの回転方向は

答 47 口蓋後縁方向（前方から後方）

J 固定式緩徐拡大装置

問**48** 固定式緩徐拡大装置の適応症は

答**48** 狭窄歯列弓

問**49** クオドヘリックス拡大装置のヘリックス（らせん）の個数は

答**49** 4つ

問**50** バイヘリックス拡大装置のヘリックスの個数は

答**50** 2つ

K ヘッドギア

問**51** ヘッドギアとは

答**51** 頭部あるいは頸部に固定源を置き，上顎の歯や顎を遠心に移動するための固定装置

L オトガイ帽装置

問**52** オトガイ帽装置（チンキャップ）の適応症は

答**52** 下顎前突の治療（下顎骨の成長抑制）

問**53** オトガイ帽装置の構成は

答**53** チンキャップ（オトガイ帽），ヘッドキャップ，牽引ゴム

M 上顎前方牽引装置

問**54** 上顎前方牽引装置の適応症は

答**54** 上顎骨の劣成長に伴う反対咬合の治療

問**55** 上顎前方牽引装置（フェイスマスクタイプ）の構成は

答**55** 口腔内装置（舌側弧線，ナンスのホールディングアーチ），フェイスマスク，牽引ゴム

問**56** 上顎前方牽引装置（ホルンタイプ）の構成は

答**56** 口腔内装置（舌側弧線，ナンスのホールディングアーチ），ヘッドキャップ，チンキャップ，牽引ゴム

N リップバンパー

問 57 リップバンパーの適応症は

答 57 下顎大臼歯の近心移動の防止や遠心移動

問 58 リップバンパーの矯正力は何か

答 58 口唇圧（下唇の筋）

問 59 リップバンパーの構成は

答 59 バッカルチューブ，維持バンド，唇側弧線，バンパー（受圧板）

O マルチブラケット装置

問 60 マルチブラケット装置とは

答 60 多数の歯にブラケットやチューブを装着し，矯正用線を利用して，歯の移動を3次元的に行う装置

問 61 ダイレクトボンディング法とは

答 61 マルチブラケット装置の装着の際，歯科医師が口腔内で手指を用いて歯面に直接接着する方法

問 62 インダイレクトボンディング法とは

答 62 作業用模型上の歯にブラケットの仮着を行い，そのブラケットを包み込んだコアを製作し，コアを介して口腔内にブラケットのポジショニングを行う方法

P フレンケル（Fränkel）の装置

問 63 フレンケルの装置とは

答 63 口唇と頬粘膜から歯列弓へ及ぼされる圧力を排除するための可撤式の装置

第 7 章　保定装置

知識の整理と重要事項

保定の目的と所要条件

1. 目　的

　　動的矯正治療によって移動した歯，あるいは顎骨をその状態に保持するために用いられる．

2. 所要条件

① 動的矯正治療によって移動された歯や顎骨を，その位置で確実に保持できること．
② 個々の歯の生理的な運動を妨げないこと．
③ 歯の萌出や顎骨の成長を妨げないこと．
④ 発音や咀嚼などの機能を妨げないこと．
⑤ できるだけ外見に触れないこと．
⑥ 口腔内を清潔に保てること．

A　ホーレー（Hawley）の保定装置

1. 目　的

　　動的矯正治療終了後の保定を目的として，ホーレー（Hawley）が考案した床矯正装置である．一般的には床の安定をよくするために，第一大臼歯にクラスプを用いる．

2. 装置の構成（図7-1）

① 接歯唇側線（ϕ 0.9 mm）
② 維持装置
③ 床

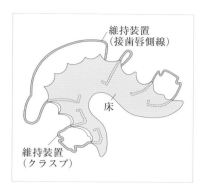

維持装置
（接歯唇側線）

床

維持装置
（クラスプ）

図7-1　ホーレーの保定装置の構成と各部の名称

(関西北陸地区歯科技工士学校連絡協議会編：矯正歯科技工学・小児歯科技工学　歯科技工学実習トレーニング. 医歯薬出版，東京，2011.)

表7-1　**ホーレーの保定装置の使用材料と使用器具**

使用材料	使用器具
作業用模型	線屈曲のためのプライヤー類
パラフィンワックス	彫刻刀
接歯唇側線用矯正用線（φ0.9 mm）	ワックススパチュラ
クラスプ用矯正用線（φ0.7 mm）	加圧重合器
レジン分離材	矯正用線とレジン床研磨用具一式
矯正用レジン（常温重合レジン）	

3. 使用材料と器具

表7-1に示す.

4. 製作法と製作上の注意点

1）外形線の描記

① **床の外形線**：舌側歯頸部を軽く覆い，異物感を最小限度に留めるよう，第一大臼歯の遠心部から口蓋を放物線形に露出させる．第二大臼歯の保定も必要であれば，床を延長する.

② **接歯唇側線の設計**：前歯歯冠の切縁側1/2～1/3に水平に接し，犬歯近心部から犬歯の歯頸部上方3～5 mmの箇所でループをつくり，犬歯遠心接触点の上を通過して口蓋に至る.

③ **クラスプの設計**：アダムスのクラスプがよく用いられる.

2）接歯唇側線の屈曲

① 前歯唇側面に合わせて，手指で矯正用線を円弧状に曲げる．犬歯の舌側移動や遠心移動後では，犬歯近心部に接触させる．前歯各歯の唇側面に接触させるためには，各歯の移行部でステップ状の屈曲もありうる.

② ループは犬歯の幅径よりやや狭く，粘膜面とは約1 mmの間隔をとる.

7

保定装置

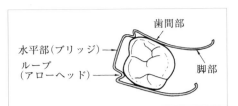

図7-2　アダムスのクラスプ各部の名称

③ ループから脚部への移行部は，対合歯の咬合を妨げないように，犬歯と第一小臼歯の咬合面鼓形空隙に適合させる．

④ 舌側（口蓋）粘膜と脚部の間隔は約1mmとする．脚部の遊離端を床と維持させるために，小さな輪や波形に屈曲する．または末端を粘膜方向に曲げ，面に削合して粘膜面にタッチさせる方法もある．

3）アダムスのクラスプの屈曲（図7-2）

① 支台歯の頬側近遠心歯頸部の模型面を必要に応じて削除する．

② 水平部は支台歯の歯冠1/2，または咬合面寄り1/3を通り，頬側面から約1mmの間隔をとる．長さは支台歯の幅径よりやや短くして，両側をそれぞれ直角，または少し鋭角に屈曲する．

③ 水平部が所定の位置になるようにループを屈曲し，ループ下端を歯頸部に適合する．

④ 歯間部は咬合面鼓形空隙に適合させて，対合歯との咬合を妨げないように屈曲する．

⑤ 脚部は接歯唇側線の脚部屈曲と同じである．

4）床の製作

床の厚さは，パラフィンワックス1枚分（約1.5mm）として，床縁は円滑に仕上げる．

① **間接法**：加熱重合レジンを使用して，有床義歯と同様の操作で製作する．

② **直接法**：常温重合レジン（即時重合レジン）を使用して，筆積み法やふりかけ法により模型上で形成する．

5）研　磨

通法に従って行うが，接歯唇側線のループやアダムスのクラスプの水平部が接触する唇頬側の口腔粘膜に炎症を起こしやすいので，矯正用線が変形しないよう研磨する．

B ラップアラウンドリテーナー

1. 目 的

　　歯列の最後臼歯の遠心面から全歯列の外側を矯正用線で包みこむ床型保定装置である．ベッグタイプリテーナー，サーカムファレンシャルリテーナーともよばれる．

2. 装置の構成

　　① 外周線（φ0.8〜0.9 mm）
　　② 床

C トゥースポジショナー

1. 目 的

　　上下顎の歯列がかみこむことができる，矯正用弾性材料でつくられたマウスピース様の保定装置である．

2. 装置の構成

　　矯正用弾性材料（シリコーンゴム，軟性レジン）

マウスピース型カスタムメイド矯正歯科装置（アライナー）

1. 目 的

　　可撤式矯正装置に分類され，歯の移動，保定に使用される．製作にはセットアップモデルを用い，必要に応じて複数個製作する．

2. 装置の構成

　　熱可塑性プレート

D スプリングリテーナー

1. 目　的

　矯正用線の弾性を利用した保定装置で，トゥースポジショナーと同様に，製作に際してはセットアップモデルを製作する場合が多い．下顎切歯部の保定装置として用いられ，下顎切歯の軽度の叢生や捻転などの治療にも利用できる．

2. 装置の構成

① 帯状のレジン部（床）
② 矯正用線（φ0.5〜0.7 mm）

3. 使用材料と器具

1) 使用材料

① 常温重合レジン
② 矯正用線（φ0.5〜0.7 mm）

2) 器　具

① セットアップモデル
② 糸ノコギリ

4. 製作法と製作上の注意点

1) 製作法

① 下顎前歯部セットアップモデルを製作する．
② 矯正用線を屈曲する（切歯部は各歯に1点で接し，ループ部は犬歯の唇舌側歯頸部で接する）．
③ 帯状のレジン部（床）の盛り上げを筆積み法で行う．
④ 加圧重合を行う．
⑤ 研磨を行う．

2) 製作上の注意点

① レジン部の外形線は唇側面の上縁から切縁側1/3で対合歯と咬合干渉しない位置，下縁は歯肉に接触しない位置とする．（舌側の外形は唇側に準じる）．
② 矯正用線の外形は，切歯部で唇舌側ともに歯冠長の1/2とし，犬歯ループ部は歯頸線に一致させる．
③ 矯正用線の切歯部は，各歯に軽く1点で接し，滑らかな曲線を描くように屈曲する．

E 下顎犬歯間リテーナー

1. 目　的

　　下顎前歯部の叢生の治療後には，犬歯間の距離が拡大されている場合が多い.

　　下顎犬歯間リテーナーは，拡大された犬歯間の距離を保持するために，犬歯間にわたるバンドの舌側面に両端をろう付けされたバーによって保定を行うものである. 最近ではバンドを用いないで犬歯間舌側面にバーの両端を直接接着する方法が行われることが多い.

2. 装置の構成

　　両側の下顎犬歯舌側にわたるアーチ状の矯正用線

一問一答

保定の目的と所要条件

問**1** 保定の目的は

答**1** 動的矯正治療により再構築された歯列，顎骨および口腔周囲筋を安定させ，治療前の状態への後戻りを防止する

問**2** 保定の別名は

答**2** 静的矯正治療

A ホーレー（Hawley）の保定装置

問**3** ホーレーの保定装置の構成要素は

答**3** 接歯唇側線，維持装置，レジン床

問**4** 接歯唇側線に用いる矯正用線の直径は

答**4** φ0.9mm

問**5** 接歯唇側線のアーチ屈曲時の注意点は

答**5** 前歯部の個々の歯の唇側面に軽く接するように，手指で屈曲する

問**6** 接歯唇側線は切歯のどこを通るか

答**6** 切縁側1/2〜1/3

問**7** 接歯唇側線を歯頸側に向けて直角に曲げるのはどの部位か

答**7** 犬歯の近心面

問**8** 接歯唇側線が舌側へ向かうのはどこからか

答**8** 犬歯の遠心

B ラップアラウンドリテーナー

問**9** ラップアラウンドリテーナーの構成要素は

答**9** 外周線，レジン床

問**10** ホーレーの保定装置と比較して，ラップアラウンドリテーナーが優れている点は

答**10** 矯正用線が咬合面を通らないので，咬合が緊密な場合に適している

問**11** ラップアラウンドリテーナーの別名は

答**11** ベッグタイプリテーナー，サーカムファレンシャルリテーナー

C トゥースポジショナー

問 **12** トゥースポジショナーの材料は

答 **12** 矯正用弾性材料

問 **13** トゥースポジショナーの目的は

答 **13** 動的矯正装置撤去後の最終的な歯列の微調整，その後の保定治療

問 **14** トゥースポジショナーの製作に用いる模型は

答 **14** セットアップモデル（予測模型）

マウスピース型カスタムメイド矯正歯科装置（アライナー）

問 **15** アライナーの材料は

答 **15** 熱可塑性プレート

問 **16** アライナーの目的は

答 **16** 歯の移動，保定

問 **17** アライナーの製作に用いる模型は

答 **17** セットアップモデル（予測模型）

D スプリングリテーナー

問 **18** スプリングリテーナーの目的は

答 **18** 下顎切歯部の保定．下顎切歯の軽度の叢生や捻転などの治療にも利用できる

問 **19** スプリングリテーナーの構成要素は

答 **19** ①帯状のレジン部（切歯部の唇舌側に設定）
②φ0.5〜0.7 mm矯正用線（左右犬歯間を唇舌的に取り囲む）

問 **20** スプリングリテーナーの製作に用いる模型は

答 **20** 下顎切歯部のセットアップモデル

問 **21** クラスプの外形線は

答 **21** 切歯部：唇舌側ともに歯冠長の1/2とする
犬歯ループ部：歯頸線に一致させる

問 **22** レジン部の外形線は

答 **22** 上縁：唇側面の上縁から切縁側1/3で対合歯と咬合接触しない位置
下縁：歯肉に接触しない位置

E 下顎犬歯間リテーナー

問 **23** 下顎犬歯間リテーナーは可撤式か固定式か

答 **23** 固定式

問 **24** 下顎犬歯間リテーナーを接着固定する部位は

答 **24** 下顎犬歯間の舌側

小児歯科技工学

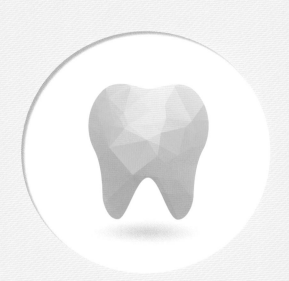

第**1**章

小児歯科治療の概説

📖 知識の整理と重要事項

A 小児歯科治療の意義と目的

1. 小児歯科治療・技工の意義

　　小児歯科とは，胎児から成人までの一生のうちで最も変化に富んだ時期である小児期を対象とする歯学の一分科であり，小児歯科技工とは，顎，顔面，歯列，歯などから構成される総合的な咀嚼器官を正常に育てあげるためにこれらの疾患や異常に対して，その機能を回復させ，あるいは予防をはかる修復物，または装置を製作することをいう．このように小児の成長発育による変化，特性を十分に認識して装置が製作されることに，小児歯科技工の意義がある．

> 成長発育途上にある小児を対象とするので，成人と同じような完全な補綴処置を行うのではなく，機能の回復と歯科疾患の予防をはかることを目的とする．

2. 小児歯科治療・技工の目的

① 乳歯列期および混合歯列期における咀嚼機能の回復
② 乳歯列の近遠心的幅径，および垂直的空間（咬合高径）の保持
③ 混合歯列期の小児における不正咬合の予防と処置
④ 咀嚼器官など（顎，顔面，歯列，歯）の成長発育の誘導
⑤ 乳歯の早期喪失時における保隙装置の製作
⑥ 審美性の回復
⑦ 発音機能の回復

3. 小児歯科治療の対象

　　出生直後から，第二大臼歯の萌出が完了するまでの時期．年齢的には0歳から12〜15歳頃までの範囲である．

一問一答

A 小児歯科治療の意義と目的

問**1** 小児歯科技工の意義とは

答**1** 顎，顔面，歯列，歯などから構成される総合的な咀嚼器官を正常に育て上げるために，これらの疾患や異常に対して，その機能を回復させ，あるいは予防をはかる修復物，または装置を製作する

問**2** 小児歯科治療・技工の目的とは

答**2** ①乳歯列期および混合歯列期における咀嚼機能の回復
②乳歯列の近遠心的幅径，および垂直的空間（咬合高径）の保持
③混合歯列期の小児における不正咬合の予防と処置
④咀嚼器官など（顎，顔面，歯列，歯）の成長発育の誘導
⑤乳歯の早期喪失における保隙装置の製作
⑥審美性の回復
⑦発音機能の回復

| 第 **2** 章 | # 歯・顎・顔面の成長発育 |

📖 知識の整理と重要事項

■ 成長発育概論　　　　　　　　　　　　　　　　　＊出題基準外

1. 成長発育段階（松村の分類）

① 出生前期——0〜280日
卵————0〜14日
胚————0〜63日
胎児———63日〜出生
② 新生児期——0〜28日
③ 乳児期———1年
④ 幼児期———1〜6年
⑤ 学童期———6〜12年
⑥ 思春期———♀10〜18年，♂12〜20年

　小児の成長発育段階については，医学，歯学，教育学，行政など，それぞれの分野に適した分類がなされているが，小児歯科学では松村の分類を用いることが多い．

　普通，小児期とよぶのは出生から15歳頃までのことが多い．Scammon（スキャモン）は，各器官の発育を，20歳をもって身体的に100％に達するとみて，発育の段階（スキャモンの発育曲線）を表している（図2-1）．

2. 成長発育と年齢

1) 全身の成長発育

　小児の発育はきわめて特徴的で，全身が均等に大きくなっていくのではなく，体のそれぞれの部分が特徴的に発育していく．そこで，ある時期では成人とはだいぶ異なった体型のときがある．その状態は，Robbins（ロビンス）が報告した図2-2によって明らかに理解できる．よくいわれることであるが，「子どもは大人の小型ではない」ということが理解できると思う（表2-1）．もちろん，体型だけではなく，スキャモンの研究で示されているように，身体の各臓器もそれぞれ年齢によって特徴ある発育がみられる．

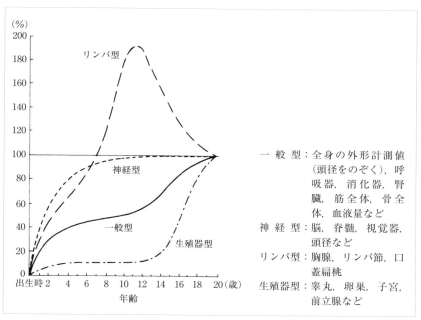

図2-1 スキャモンの発育曲線

Scammonは，身体の臓器，組織の発育過程を異なったパターンで示している．すなわち，各器官を20歳をもって身体的に100％発育するとみて，発育の様相を表している

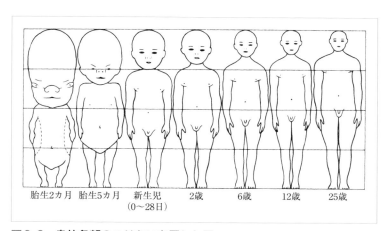

胎生2カ月　胎生5カ月　新生児　　2歳　　6歳　　12歳　　25歳
　　　　　　　　　　　（0〜28日）

図2-2　身体各部のつりあいを示した図

この図は胎生2カ月から25歳までの個体を同大に拡大したものである（Robbins, W. J., et al.：Growth, New Haven. Yale University Press, 1928.）.

表2-1　身体と頭長の割合（図2-2参照）

年　　齢	新生児	2〜4歳	4〜7歳	11〜15歳	15〜25歳
身長と頭長との割合	4：1	5：1	6：1	7：1	7〜8：1

一 般 型：全身の外形計測値（頭径をのぞく），呼吸器，消化器，腎臓，筋全体，骨全体，血液量など
神 経 型：脳，脊髄，視覚器，頭径など
リンパ型：胸腺，リンパ節，口蓋扁桃
生殖器型：睾丸，卵巣，子宮，前立腺など

2) 小児の年齢評価

一般的に年齢は，生年月日から現在までの時間的経過（暦齢）で表すが，個体の成長発育の程度はまちまちであり，正しく評価できない．そこで，最も成長発育の現状に近い評価のできる生理的年齢が多く用いられている．

(1) 生理的年齢

① 骨年齢：顎・頭蓋などの硬組織の発育を評価する場合，骨の発育の程度によって行うほうが妥当である．骨年齢は手根骨，足根骨をエックス線写真上で診査し，骨核の出現数と各年齢での標準値と対比して評価するものである（表2-2）．

② 歯齢（歯牙年齢）：最も歯に関係深い，歯（歯列）成熟度を基準として歯齢（歯牙年齢）を定め，これによって個体の年齢を評価するものである（ヘルマンの歯齢→p.89参照）．

(2) ノラの石灰化年齢

Nolla（ノラ）によって提唱された分類で，上顎中切歯と上顎第一大臼歯のエックス線像の石灰化度によって判定するものである（ローテルスタインにより提唱された下顎第一大臼歯の歯根の石灰化度による評価もある）．

(3) 精神年齢

これは一般的にもよく用いられているが，知能の発達の度合を標準精神年齢と比較してどの程度発達しているか，また，遅滞しているかを評価するのに用いられる．

$$知能指数（IQ）＝\frac{知能年齢（MA）}{生活年齢（CA）}×100$$

(4) その他の年齢評価

生理的年齢以外に形態年齢，二次性徴年齢などもある．

① 形態年齢：生体計測年齢ともよばれるもので，身体各部の計測値の標準と併せて発育年齢を決めるものである．

② 二次性徴年齢：思春期の二次性徴の発現の度合を利用した生理的な年齢評価で，初潮，乳房の発育程度，恥毛の発生程度，腋毛，声変わりなどの二次性徴が用いられる．

表2-2　手根骨・化骨核出現順序

年　齢	生下時	1	2～3	4	5	6	7	8	9～11	12
化骨核	0	2	3	4	4	6	7	8	9	10
手根骨名	—	有頭骨 有鉤骨	橈骨下端	三角骨	半月状骨	大菱形骨	小菱形骨	舟状骨	尺骨下端	豆　骨

（菊池　進：「小児歯科資料集」より作表）

顎・顔面の成長発育　　　＊出題基準外

　幼児の脳頭蓋と顔面比は成人とは異なり，顔面部は前下方に発育する（図2-3，表2-3）.

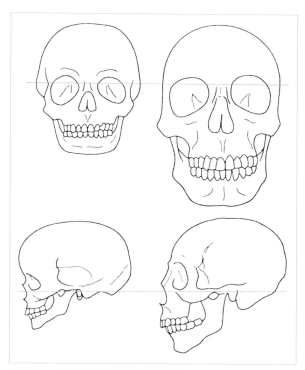

図2-3　幼児と成人の頭蓋の比較
(全国歯科技工士教育協議会編：最新歯科技工士教本　小児歯科技工学. 医歯薬出版，東京，2017.)

表2-3　脳顔面頭蓋の発育のつりあい

| 年齢（年） | 顔面頭蓋の大きさ | | | | | | 脳頭蓋の大きさ | | 顔面と脳頭蓋の容積比 | 歯の萌出 |
| | 高さ | | 幅 | | 深さ | | | | | |
	mm	%	mm	%	mm	%	ml	%		
1	47	38	78	56	40	41	350	24	1：8	無歯期
2	83	68	111	80	75	77	1,100	73	1：6	乳歯咬合完成
6	96	80	117	83	80	82	1,350	92	1：5	第一大臼歯萌出
12	109	89	126	90	87	89	1,450	97	—	第二大臼歯萌出
18	122	100	140	100	98	100	1,475	100	1：2	第三大臼歯萌出

(Hellman, Freeman ら，1927)

1. 上顎骨の成長発育

　　上顎骨は，主に縫合部での骨の添加によって脳頭蓋に対して前下方に成長発育し，表面部の骨の添加と内面の骨の吸収によって全体的に増大していく（図2-4）.

　　Enlow（エンロー）は，口蓋や下顎枝の発育はV字状に量を増していく「Vの原則」を提唱した（図2-5）.

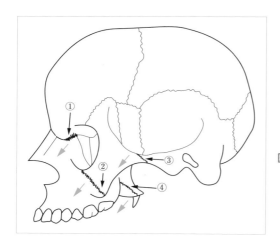

図2-4　**上顎骨の縫合部による発育とその方向，部位を示す. ①前頭上顎縫合，②頬骨上顎縫合，③頬骨側頭縫合，④翼突口蓋縫合**（全国歯科技工士教育協議会編：最新歯科技工士教本　小児歯科技工学. 医歯薬出版, 東京, 2017.）

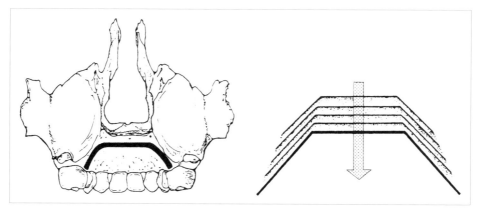

図2-5　**「Vの原則」によって口蓋は拡大，下方への成長が行われる**（Enlow, D. H.：The Human Face. Hoeber Medical Division, New York, London, 1968.）.

2. 下顎骨の成長発育

下顎骨は，下顎骨体，下顎枝，歯槽部からなる．

下顎枝は，前縁で骨の吸収により萌出の場が確保され，後縁では骨の添加が生じ後方へ成長する（図2-6，7）．外側では骨の添加，内側では骨の吸収が起こり，側方に成長する．また，下顎頭の成長によって，下顎骨は前下方へ移動する（図2-8，9）．

歯槽部では，骨の添加によって下顎骨の高さが増す（図2-6）．

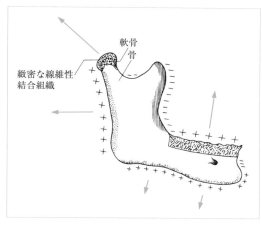

図2-6 **下顎骨の発育方向**（Graber, T. M. : Orthodontics, Principles and Practice. W. B. Saunders, Philadelphia, London, 1962.）.

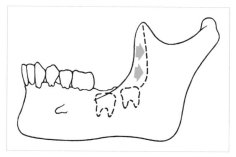

図2-7 **下顎枝の前縁の吸収により，萌出の場が確保される**（Enlow, H. E. : Handbook of Facial Growth. W. B. Saunders, Philadelphia, London, Tronto, 1975.）.

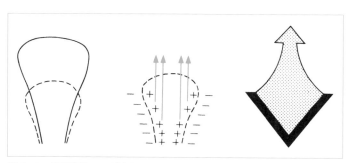

図2-8 **下顎頭は骨膜側で吸収，骨内膜で添加が起こり，上方へと移動する**（Enlow, H. E.：Handbook of Facial Growth. W. B. Saunders, Philadelphia, London, Tronto, 1975.）.

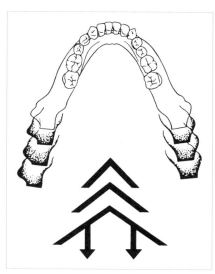

図2-9 **下顎枝は後下方へ「Vの原則」によって広がっていく**（Enlow, H. E. : Handbook of Facial Growth. W. B. Saunders, Philadelphia, 1975.）.

A 歯の萌出

　ヒトの歯は乳歯と永久歯とが交換する二生歯性で，この交換の順序はきわめて複雑なものである．すなわち乳歯が萌出し，歯根吸収，脱落して永久歯列に代わっていく．これらの生理的な順序が常に順調に進行するとは限らない．そこで乳歯の萌出時期，発育異常，永久歯交換のあり方などの知識をもっていなければならない．

1．ヒトの歯の成長時期

　各学者によって差があるが，小児歯科学では表2-4が多く用いられている．
　① 乳歯の歯胚の形成開始，石灰化の開始はすべて胎生期に行われる．
　② 出生時にみられるのは，第一大臼歯の石灰化の開始，第一小臼歯の歯胚形成の開始である．
　③ 胎生期に歯胚形成が開始する永久歯は，第一大臼歯，中切歯，側切歯，犬歯である．
　④ 歯の萌出時期は同名歯でも上下顎で異なる．
　⑤ 歯根の完成は，萌出時期より1～2年程度遅れる．

2．乳歯の萌出時期と順序

1）乳歯の萌出時期

　乳歯の萌出時期には個人差が大きく，必ずしも表のような順序で萌出し

表2-4　歯の発育

歯　種		歯胚形成の開始	石灰化開始	歯冠の完成	歯の萌出時期 上顎／下顎	歯根の完成
乳歯	A	胎生7週	胎生4～4½カ月	1½～2½カ月	7½カ月/6カ月	1½年
	B	胎生7週	胎生4½カ月	2½～3カ月	9カ月/7カ月	1½～2年
	C	胎生7½週	胎生5カ月	9カ月	18カ月/16½カ月	3¼年
	D	胎生8週	胎生5カ月	5½～6カ月	14カ月/12カ月	2½年
	E	胎生10週	胎生6カ月	10～11カ月	24カ月/20カ月	3年
永久歯	6	胎生3½～4カ月	出生時	2½～3年	6～7年	9～10年
	1	胎生5～5¼カ月	3～4カ月	4～5年	7～8年/6～7年	9～10年
	2	胎生5～5½カ月	10～12カ月[*1] 3～4カ月[*2]	4～5年	8～9年/7～8年	10～11年
	3	胎生5½～6カ月	4～5カ月	6～7年	11～12年/9～11年	12～15年
	4	出生時	1½～2年	5～6年	10～11年/11～12年	12～13年
	5	7½～8カ月	2～2½年	6～7年	10～12年/11～12年	12～14年
	7	8½～9カ月	2½～3年	7～8年	12～13年/11～13年	14～16年
	8	3½～4年	7～10年	12～16年	17～21年	18～25年

*1：上顎　*2：下顎　　　　　　　　　　　　　　　　　　　　　　　　　　　　（Schour & Massler）

てくるとは限らず，若干変異をもったものも少なくない（**表2-5，6**）.
　乳歯の萌出時期の異常には下記のようなものがある.
　① **早期萌出**：出生時にみられる下顎乳前歯で，出産時にすでに乳歯が萌
　　出しているものを<u>出産歯</u>とよび，出生後すぐ萌出してくるものを<u>新
　　生歯</u>という．これらを総括して<u>先天（性）歯</u>とよぶ.
　② リガフェーデ病：下顎乳前歯の早期萌出により起こる舌下部粘膜の潰
　　瘍.
　乳歯の発育異常には下記のようなものがある.
　① 癒合歯：2歯が歯胚の時期に癒合したもので，その癒合の時期によっ
　　て形態は種々である．永久歯に比べて乳歯に高頻度にみられる.
　② **タウロドント**：乳歯にみられる特殊な形態をした歯で，その形は<u>歯髄
　　腔</u>が大きく，<u>根分岐部</u>が根尖方向に広がっている，根の短い，胴長

表2-5　日本人の乳歯の萌出時期

歯　種		男　性		女　性	
		平均値	SD	平均値	SD
上顎	A　乳中切歯	10　カ　月	±　1カ月	10　カ　月	±　1カ月
	B　乳側切歯	11　カ　月	±　1カ月	11　カ　月	±　2カ月
	C　乳犬歯	1歳6カ月	±　2カ月	1歳6カ月	±　2カ月
	D　第一乳臼歯	1歳4カ月	±　2カ月	1歳4カ月	±　2カ月
	E　第二乳臼歯	2歳5カ月	±　4カ月	2歳6カ月	±　4カ月
下顎	A　乳中切歯	8　カ　月	±　1カ月	9　カ　月	±　1カ月
	B　乳側切歯	1歳0カ月	±　2カ月	1歳0カ月	±　2カ月
	C　乳犬歯	1歳7カ月	±　2カ月	1歳7カ月	±　2カ月
	D　第一乳臼歯	1歳5カ月	±　2カ月	1歳5カ月	±　1カ月
	E　第二乳臼歯	2歳3カ月	±　3カ月	2歳3カ月	±　4カ月

SD：標準偏差.（日本小児歯科学会：日本人小児における乳歯・永久歯の萌出時
期に関する調査研究．小児歯誌，26(1)：1〜18，1988．改変）

表2-6　乳歯の萌出順序

順　序	1	2	3	4	5	6	7	8	9	10
上　顎		A	B		D			C		E
下　顎	A			B		D		C	E	

（日本小児歯科学会：日本人小児における乳歯・永久歯の萌出時期に
関する調査研究．小児歯誌，26(1)：1-18，1988．改変）

　　　AとEは下顎から先に萌出する

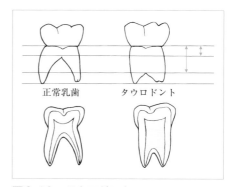

正常乳歯　　　タウロドント

図2-10　タウロドント
（全国歯科技工士教育協議会編：歯科技工士教本
小児歯科技工学．医歯薬出版，東京，1995．）

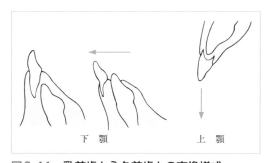

図2-11　乳前歯と永久前歯との交換様式
（全国歯科技工士教育協議会編：歯科技工士教本　小児歯科技工学．医歯薬出版，東京，1995．）

下　顎　　　　　上　顎

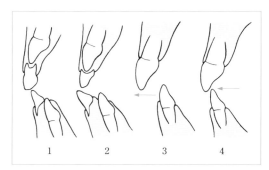

1　　2　　3　　4

図2-12　前歯の交換様式，上下前歯の咬合調整の仕組み
（全国歯科技工士教育協議会編：歯科技工士教本　小児歯科技工学．医歯薬出版，東京，1995．）

の乳歯である（図2-10）．

2）乳歯の萌出順序

　　乳歯の萌出順序の基本型は上顎，下顎とも A→B→D→C→E の順であると報告されている．

3. 永久歯の萌出時期と順序

　　乳前歯の交換は上顎と下顎ではその様式が異なっている（図2-11, 12）．

　　下顎の前歯→エスカレーター式交換（水平交換）．

　　その他の歯→エレベーター式交換（垂直交換）．

　　永久歯の萌出時期・順序は，男女とも基本的には表2-7, 8のとおりである．

4. ヘルマン（Hellman）の歯齢

　　Hellman（ヘルマン）によって提唱されたもので，ヘルマンの咬合発育段階ともよばれている（表2-9）．歯の萌出の各段階を定めたもので，現在の歯科臨床では最も多く用いられているものである．

B　乳歯の形態的特徴

1. 乳歯の形態的特徴（図2-13）

1）歯　冠

　　① 乳前歯の外形は後継永久歯に似ているが，乳臼歯の外形は後継永久歯には似ない．

　　② 乳歯の色調は永久歯よりも白色，または青白色を呈しており，多少透明である．

表2-7　日本人の永久歯の萌出時期と順序

歯　種		男　性		女　性		萌出順序	
		平均値 年・月	SD 年・月	平均値 年・月	SD 年・月		
上顎	1　中　切　歯	7.03	0.08	7.00	0.07	2	4
	2　側　切　歯	8.05	0.08	8.00	0.08	3	6
	3　犬　　　歯	10.10	1.01	10.02	0.11	5	10
	4　第一小臼歯	10.00	1.01	9.04	1.00	4	8
	5　第二小臼歯	11.01	1.04	10.07	1.03	6	11
	6　第一大臼歯	6.08	0.08	6.07	0.08	1	3
	7　第二大臼歯	13.03	1.00	12.09	1.04	7	14
	8　第三大臼歯	17.04	0.09	17.08	0.06	8	16
下顎	1　中　切　歯	6.03	0.07	6.01	0.06	1	1
	2　側　切　歯	7.03	0.08	7.00	0.09	3	4
	3　犬　　　歯	10.02	0.11	9.03	0.09	4	7
	4　第一小臼歯	10.02	1.01	9.07	0.11	5	9
	5　第二小臼歯	11.04	1.03	10.09	1.04	6	12
	6　第一大臼歯	6.05	0.08	6.02	0.07	2	2
	7　第二大臼歯	12.05	1.02	11.08	1.01	7	13
	8　第三大臼歯	17.03	0.10	17.05	0.09	8	15

SD：標準偏差．（日本小児歯科学会：日本人小児における乳歯・永久歯の萌出時期に関する調査研究．小児歯誌，26(1)：1〜18，1988．改変）

表2-8　永久歯の萌出順序

順　序	1	2	3	4	5	6	7	8	9	10	11	12	13	14
上　顎			6	1		2		4		3	5			7
下　顎	1	6		2			3		4			5	7	

（日本小児歯科学会：日本人小児における乳歯・永久歯の萌出時期に関する調査研究．小児歯誌，26(1)：1〜18，1988．改変）

③ 歯頸部の狭窄は，永久歯に比べて特に明瞭である．

④ 乳臼歯の歯冠は短く，近遠心的には長い．

⑤ エナメル質，象牙質ともに薄い（永久歯の1/2程度）．

⑥ 歯質の硬度は永久歯と比較して，エナメル質はやや低く，象牙質は著しく低い．

⑦ 接触点の位置は高く，永久歯と異なり面で接触している．

⑧ 新産線〔出生前と出生後の形成歯質（エナメル質，象牙質とも）の発育線に沿った形成不全層〕がある．乳歯および第一大臼歯に出現する．

⑨ 有機質量が多く，無機質の結晶が小さいので耐酸性は低く，歯は軟らかい．

⑩ 第二象牙質の形成はすみやかで，かつ量が多くて不規則である．

表2-9　ヘルマンの歯齢

Stage	咬合推移	備考
ⅠA	乳歯萌出前期	出生から最初の乳歯萌出まで，8〜9カ月頃
ⅠC	乳歯咬合完成前期	乳歯萌出から乳歯萌出完了まで，2歳3カ月前後
ⅡA	第二乳臼歯萌出完了による乳歯咬合完成期	乳歯萌出完了から最初の永久歯萌出まで，2歳6カ月頃
ⅡC	第一大臼歯および前歯萌出開始期（前歯の交換期）	6歳前後，下顎中切歯の萌出——エスカレーター式交換 この時期に用いられる保隙装置にはディスタルシュー保隙装置がある
ⅢA	第一大臼歯萌出完了期（永久前歯の一部あるいは全部の萌出完了）	7歳前後，上顎中切歯の萌出 みにくいあひるの子の時代——正中離開
ⅢB	側方歯群交換期	9歳前後〜11歳頃 リーウェイスペース——上顎で約1mm 　　　　　　　　　　　下顎で約3mm
ⅢC ⅣA ⅣC ⅤA	第二大臼歯萌出開始期 第二大臼歯萌出完了期 第三大臼歯萌出開始期 第三大臼歯萌出完了期	12歳前後 ｝第三大臼歯が萌出しないこともあるので，現在は使用しない

注）A：attained …………4本の臼歯の萌出完了　　　　　　（覚え方）A……完了
　　B：between …………乳歯の脱落と後継永久歯の萌出　　　　　　　　C……開始
　　C：commenced ……臼歯の萌出開始期　　　　　　　　　　ええ勘定（A完了）は歯科医師（C開
　　（Bはstage Ⅲにしかない）　　　　　　　　　　　　　　始）さん♪

⑪ 乳前歯は永久前歯より小さい.

⑫ 乳臼歯の固有咬合面は狭く，独特の形を呈している.

⑬ 下顎第一乳臼歯の頬側歯頸部の歯帯の発育は著明である.

2) 歯　根

① 永久歯に比べ，歯冠長に対し歯根長が長い.

② 上顎乳前歯の歯根は唇舌的圧平が強い．したがって近遠心的に長く，根中央部から唇側に彎曲する.

③ 乳臼歯では歯根の離開度が強く，特に下顎乳臼歯の近心根は彎曲が強い.

④ セメント質の厚径は小さく，第二セメント質は形成されない.

⑤ 年齢に伴う歯根の生理的吸収がある.

後継永久歯の影響を受け，歯根が彎曲，離開する.

3) 歯髄腔

① 髄室が大きく根管も太い.

② 髄角の突出が著明である．特に近心髄角が著しい.

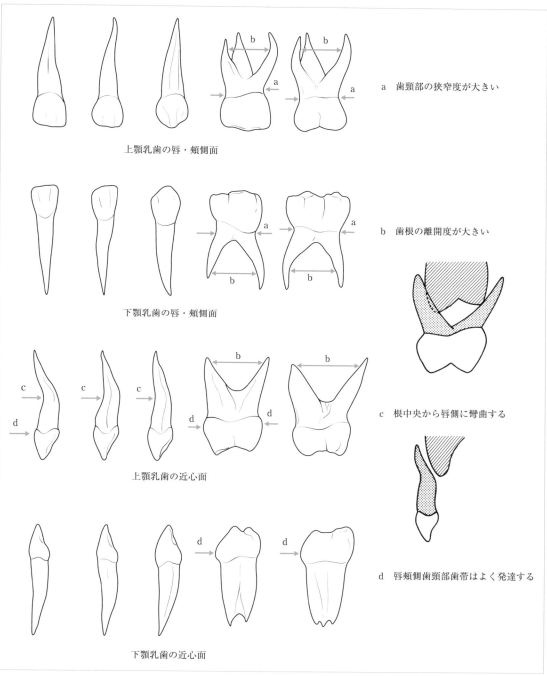

上顎乳歯の唇・頬側面

a　歯頸部の狭窄度が大きい

下顎乳歯の唇・頬側面

b　歯根の離開度が大きい

上顎乳歯の近心面

c　根中央から唇側に彎曲する

下顎乳歯の近心面

d　唇頬側歯頸部歯帯はよく発達する

図2-13　乳歯の形態

（白川哲夫ほか編：小児歯科学　第5版，医歯薬出版，東京，2017．より改変）

C 無歯期

1. 上下顎歯槽堤の対向関係

出生時の上下顎歯槽堤の対向関係は，上顎に対して下顎が約3mm遠心位に位置するが，乳歯が萌出する頃には，上下顎歯槽堤の前後的な差はなくなるといわれている．

2. 顎間空隙

上下顎歯槽堤を咬合させると，第一乳臼歯相当部歯槽堤のみが接触する．切歯相当部の上下顎間にある楕円形の空隙のことを顎間空隙という．

D 乳歯列期

1. 乳歯列期咬合の生理的特徴

乳歯列期咬合では，永久歯列にはみられないさまざまな特徴がある．これらの特徴はすべて，正常な永久歯列の形成に関与するものである．

2. 乳歯列の形態

上顎は半円形，下顎は半楕円形をしている．

3. 生理的歯間空隙

永久歯列を完成させるために必要な空隙である（表2-10，図2-14,15）.

1）霊長空隙

上顎では乳側切歯と乳犬歯との間，下顎では乳犬歯と第一乳臼歯との間にみられる．生理的咬合調整に利用されると考えられている．

2）発育空隙

乳歯列にみられる霊長空隙以外の空隙のことである．現代人では必ずしも常に存在するものではない．

4. 有隙型歯列と閉鎖型歯列

乳歯列において霊長空隙か発育空隙のいずれか，あるいは両者がみられないものは閉鎖型歯列弓（クローズドタイプ），みられるものは有隙型歯列弓（スペースドタイプ）とよばれる．

5. 乳前歯の咬合関係

乳前歯の咬合関係は永久歯に比べ，歯軸が垂直に近く咬合している鋏

霊長空隙は，霊長類（サルの仲間）にのみみられる．

発育空隙は，永久歯の萌出時期が近づく頃，顎骨の成長発育に伴ってできる．

歯軸が咬合平面に対して垂直に近いので，永久歯列よりオーバージェットは小さい．

表2-10　各歯間空隙の発現率と空隙発現状態別発現頻度　　　　　　　　　（単位：％）

部 位		発現率		空隙発現状態別発現頻度		
		男 児 (N=83)	女 児 (N=75)	空隙の状態		男女計 (N=158)
上顎	A-A間	49.4	41.3	スペースドタイプ	霊 長 空 隙 の み	2.5
	A-B間	76.5	71.3		霊長空隙＋発育空隙	91.8
	B-C間	94.0	92.7		発 育 空 隙 の み	2.5
	C-D間	87.3	84.0	クローズドタイプ	空　隙　な　し	3.2
	D-E間	15.7	16.0			
下顎	A-A間	55.4	49.3	スペースドタイプ	霊 長 空 隙 の み	7.6
	A-B間	56.6	59.3		霊長空隙＋発育空隙	70.9
	B-C間	63.9	53.3		発 育 空 隙 の み	12.0
	C-D間	74.1	69.3	クローズドタイプ	空　隙　な　し	9.5
	D-E間	6.6	9.3			

（小児歯誌，1993.）

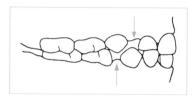

図2-14　霊長空隙
上顎では乳側切歯と乳犬歯間，下顎では乳犬歯と第一乳臼歯間にみられる生理的な空隙．

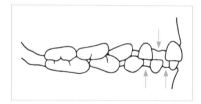

図2-15　発育空隙
乳歯列にみられる生理的な空隙．

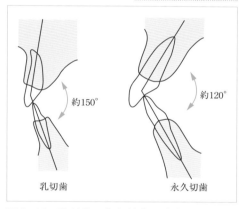

約150°　　　約120°

乳切歯　　　　永久切歯

図2-16　乳前歯と永久前歯の咬合様式
乳歯咬合は垂直的に咬合しているが永久歯咬合になると唇側への傾斜がみられる．
（全国歯科技工士教育協議会編：最新歯科技工士教本
小児歯科技工学．医歯薬出版，東京，2017.）

状咬合であるが，永久前歯では歯軸は上下顎前歯の歯軸内角は小さくなっており，屋根状咬合を呈するようになる（図2-16）．

6. オーバージェット，オーバーバイト（図2-17）

・オーバージェット（水平被蓋）：上下顎中切歯切縁の水平的な距離のこと
・オーバーバイト（垂直被蓋）：上下顎中切歯切縁の垂直的な距離のこと

乳歯列後期では，乳歯の生理的咬耗によってオーバージェット，オーバーバイトともに0mmに近い値となる．

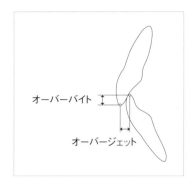

図2-17　水平被蓋（オーバージェット）と垂直被蓋（オーバーバイト）
（全国歯科技工士教育協議会編：最新歯科技工士教本　小児歯科技工学. 医歯薬出版, 東京, 2017.）

7. ターミナルプレーン

乳歯列の咬合関係を評価するための表現方法で, 上下顎第二乳臼歯後縁を含む面を**ターミナルプレーン**とよぶ（図2-18, 表2-11）.

これによって乳歯列の近遠心関係を表現し, 以下の3つに分類される.

・**垂直型**：最も高頻度
・**近心階段型**：正常な近遠心関係（アングルⅠ級）, 下顎近心咬合（アングルⅢ級）になることが多い
・**遠心階段型**：下顎遠心咬合（アングルⅡ級）になることが多い

> ターミナルプレーンは両側で同じ型になるとは限らない.

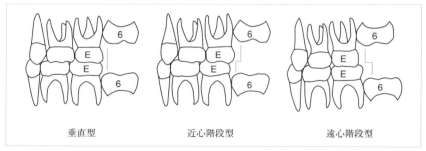

図2-18　ターミナルプレーンの3型
（全国歯科技工士教育協議会編：最新歯科技工士教本　小児歯科技工学. 医歯薬出版, 東京, 2017.）

表2-11　ターミナルプレーンの両側
組み合わせ発現頻度
（単位：%）

組み合わせ	発現頻度 （N＝158）
○垂直―垂直型	77.8
垂直―遠心型	9.5
垂直―近心型	5.7
○遠心―遠心型	3.8
○近心―近心型	3.2
近心―遠心型	―

（小児歯誌, 1993.）

E 混合歯列期

1. 第一大臼歯萌出期

1）第一大臼歯の咬合推移

（1）上顎第一大臼歯の萌出推移

上顎第一大臼歯は，上顎結節の後方への発育による展開にしたがって，近心方向から遠心に向かって弧を描くように萌出してくる（図2-19）.

（2）下顎第一大臼歯の萌出推移

下顎第一大臼歯は，顎の形態的構造から，萌出の当初は歯冠をやや近心に向けて萌出してくる．さらに萌出が進むと，あたかも第二乳臼歯に沿うように歯軸を咬合面に向けて萌出する（図2-19）.

2）第一大臼歯の生理的咬合調整

ターミナルプレーンは本来垂直型のものであったと思われ，現代人でも垂直型が圧倒的に高頻度である．このとき第一大臼歯が萌出すれば，大臼歯は咬頭対咬頭の関係になる．そこで下記のような生理的咬合調整が行われていると考える.

[第一大臼歯の生理的咬合調整]
① 乳歯の咬耗
② 霊長空隙（図2-20）
③ 発育空隙
④ リーウェイスペース
⑤ 第一大臼歯の咬合推移とターミナルプレーンとの関係（図2-21）

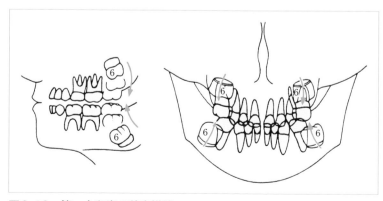

図2-19 第一大臼歯の萌出推移
上下顎の第一大臼歯はそれぞれ矢印の方向に向かって萌出する．これは顎の発育の様式の違いによる.
（藤井信雄：下顎第一大臼歯の萌出過程に関する研究．小児歯誌，12：100〜115，1974.）

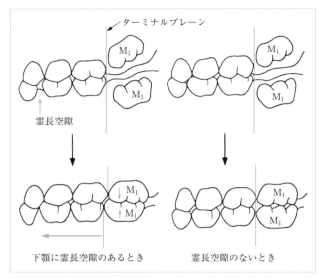

図2-20　第一大臼歯の咬合の調整

（山下浩編：小児歯科学-総論. 医歯薬出版，東京，1977.）

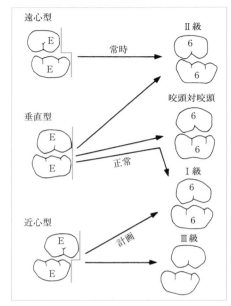

図2-21　ターミナルプレーンによる第一大臼歯の咬合関係の推移.（Moyers, R. E.：Handbook of Orthodontics. Year Book. Medical Publishers, lnc., Chicago, 1973.）

2. 切歯萌出期

1）切歯の交換様式

下顎永久切歯は，乳歯の歯根舌側面を吸収しながら，舌側位に萌出してくる〔エスカレーター式（水平）交換〕.

上顎永久切歯は，中切歯が扇状に萌出し，正中離開のようにみられる時期がある．これをBroadbent（ブロードベント）は「みにくいあひるの子の時代（アグリー・ダックリング・ステージ）」と名づけた（図2-22）.

3. 側方歯群交換期

1）リーウェイスペース

ヘルマンの歯齢のⅢB期に関係する.

乳歯と永久歯の大きさの比較では，近遠心径の大きさは

C＜3　　　D≒4　　　E＞5

である.

下顎前歯以外は，先行乳歯のほぼ真下から乳歯根を吸収し歯軸の関係によりやや唇（頬）側位をとりながら後継永久歯が萌出してくるエレベーター式交換（垂直交換）である.

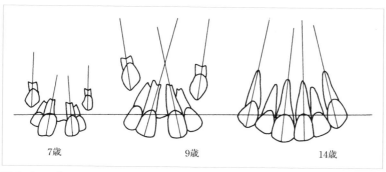

図2-22　上顎永久切歯の萌出状態

永久歯前歯部交換期にみられるもの．一見不正咬合を思わせる萌出状態をいう（みにくいあひるの子の時代）．ヘルマンの咬合発育段階ⅢＡに相当する．

（全国歯科技工士教育協議会編：歯科技工士教本　小児歯科技工学．医歯薬出版，東京，1995．一部改変）

「みにくいあひるの子の時代」の正中離開は一時的なもので，年齢とともに，顎骨の成長と隣接歯（側切歯，犬歯）の萌出によって正常な歯列になっていく．

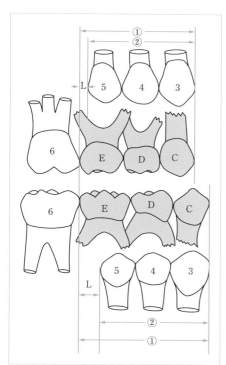

図2-23　リーウェイスペース

①：乳歯側方歯群の幅径の総和
②：永久歯側方歯群の幅径の総和
①－②＝リーウェイスペース（L）

（Graber, T. M.：Orthodontics, Principles and Practice. 3rd ed.. W. B. Saunders, Philadelphia, 1991.）

表2-12　永久歯歯冠近遠心幅径と乳歯歯冠近遠心幅径との差（男子上顎）

大　坪（1957）		埴　原（1959）		差
永久歯	平均値（mm）	乳歯	平均値（mm）	
1	8.6	A	6.5	2.1
2	7.1	B	5.4	1.7
3	8.0	C	6.5	1.5
4	7.5	D	7.2	0.3
5	6.9	E	9.3	−2.4
合　計	38.1		34.9	3.2*

＊永久歯の総和は乳歯より3.2mm大きいが，顎の発育や乳歯列の生理的な空隙が利用されることが考えられる．

　　上下顎の側方歯群の乳歯と永久歯の歯冠近遠心幅径の総和〔（C＋D＋E）と（3＋4＋5）〕を比較すると，乳歯の側方歯群の歯冠近遠心幅径の総和のほうが大きい．この差をリーウェイスペースとよぶ．霊長空隙のように目にみえる空隙ではなく，計算により算出されたスペースである（図2-23，表2-12）．

リーウェイスペースは，上顎約 1 mm，下顎約 3 mmである．これにより，下顎第一大臼歯は上顎第一大臼歯より大きく近心推移することが可能であるため，咬合位も咬頭対咬頭の関係からアングルのⅠ級に推移することができる．

一問一答

A 歯の萌出

問1	小児歯科治療の対象は（歯齢）	答1	出生直後から第二大臼歯の萌出完了まで
問2	小児歯科治療の対象は（暦齢）	答2	0歳から12～15歳頃まで
問3	乳歯の萌出時期の異常にはどのようなものがあるか	答3	出産歯や新生歯などの先天歯
問4	乳歯の発育異常にはどのようなものがあるか	答4	癒合歯やタウロドントなど
問5	小児歯科臨床で無歯期とよばれる時期は	答5	出生～最初の乳歯の萌出開始（6～8カ月頃）
問6	小児歯科臨床で乳歯萌出期とよばれる時期は	答6	乳歯萌出開始（8～9カ月頃）～第二乳臼歯萌出完了（2歳6カ月）（約2年間）
問7	乳歯列期とよばれる時期は	答7	第二乳臼歯萌出完了（2歳6カ月頃）～永久歯萌出開始（6歳頃）（約3年半）
問8	混合歯列期とよばれる時期は	答8	永久歯萌出開始（6歳頃）～第二小臼歯萌出完了（11歳頃）（約6年間）
問9	生理的年齢とは	答9	各個体の組織や器官の生理的発育状態を基準とする年齢的表現
問10	生理的年齢のうち，歯科臨床上多く用いられるのは	答10	①手根骨の化骨数による骨年齢 ②歯の萌出状態による歯齢

> 解説 その他の生理的年齢として，形態年齢，二次性徴年齢，精神年齢などがある．

問11	ヘルマンの歯齢とは	答11	歯の萌出状態を基準とした年齢を設定し，顎顔面の成長発育を評価する方法

問 **12**	ヘルマンの歯齢でⅠAは		答 **12**	乳歯萌出前期（無歯期）
問 **13**	ヘルマンの歯齢でⅠCは		答 **13**	乳歯咬合完成前期（乳歯萌出期）
問 **14**	ヘルマンの歯齢でⅡAは		答 **14**	第二乳臼歯萌出完了による乳歯咬合完成期（乳歯列期）
問 **15**	ヘルマンの歯齢でⅡCは		答 **15**	第一大臼歯および前歯萌出開始期（混合歯列期）
問 **16**	ヘルマンの歯齢でⅢAは		答 **16**	第一大臼歯萌出完了期（混合歯列期）
問 **17**	ヘルマンの歯齢でⅢBは		答 **17**	側方歯群交換期（混合歯列期）
問 **18**	ヘルマンの歯齢でⅢCは		答 **18**	第二大臼歯萌出開始期（永久歯列期）
問 **19**	乳歯列期はヘルマンのどの段階か		答 **19**	ⅡA
問 **20**	混合歯列期はヘルマンのどの段階か		答 **20**	ⅡC～ⅢB
問 **21**	乳歯が萌出するのは出生後何カ月からか		答 **21**	8～9カ月
問 **22**	最初に萌出する乳歯は		答 **22**	下顎乳中切歯
問 **23**	最後に萌出する乳歯は		答 **23**	上顎第二乳臼歯
問 **24**	乳歯の萌出順序は		答 **24**	上下顎ともA→B→D→C→E
問 **25**	上顎永久歯の萌出順序は		答 **25**	6→1→2→4→3→5→7
問 **26**	下顎永久歯の萌出順序は		答 **26**	1→6→2→3→4→5→7
問 **27**	新生児の身体と頭長の割合は ＊出題基準外		答 **27**	頭長は全身長の1/4
問 **28**	スキャモンの発育曲線の4つの型は ＊出題基準外		答 **28**	一般型，神経型，リンパ型，生殖器型
問 **29**	新生児の顔面頭蓋と脳頭蓋の比率は ＊出題基準外		答 **29**	1：8
問 **30**	脳頭蓋および顔面頭蓋の成長様式は ＊出題基準外		答 **30**	軟骨性骨成長，縫合性骨成長，骨膜性骨成長

問 **31** 上顎骨の成長に最も多く関与する縫合部は

*出題基準外

答 **31** 前頭上顎縫合，頬骨側頭縫合，頬骨上顎縫合，翼突口蓋縫合

問 **32** 上顎骨の側方への発育に関係の深い縫合は

*出題基準外

答 **32** 正中口蓋縫合

B 乳歯の形態的特徴

問 **33** 乳前歯の歯冠部外形は

答 **33** 後継永久歯と似ている

問 **34** 第一乳臼歯の歯冠部外形は

答 **34** 小臼歯と大臼歯の中間的な形態をしている

問 **35** 第二乳臼歯の歯冠部外形は

答 **35** 第一大臼歯に似ている

問 **36** 乳歯のうち，歯冠の頬側歯頸部付近に帯状の豊隆が顕著な歯種は

答 **36** 下顎第一乳臼歯（近心頬側歯頸部）

問 **37** 乳歯の隣接面接触点の特徴は

答 **37** 位置が高く，面接触している

問 **38** 乳歯の色調は

答 **38** 白色または青白色

問 **39** 乳歯の歯質の厚さは

答 **39** エナメル質，象牙質とも永久歯の約半分

問 **40** 上顎乳切歯の歯根の特徴は

答 **40** 唇舌的に圧平され，歯根中央部から唇側に屈曲している

問 **41** 乳臼歯の歯根の特徴は

答 **41** 永久歯胚を取り囲むように強く離開している

C 無歯期

問 **42** 顎間空隙とは

答 **42** 無歯期の上下顎歯槽堤を咬合させたときにみられる切歯相当部の上下顎間の楕円形の空隙

D 乳歯列期

問43 乳歯列の形態は

答43 上顎：半円形
下顎：半楕円形

問44 生理的歯間空隙とは

答44 霊長空隙と発育空隙

問45 生理的歯間空隙の役割は

答45 ①永久歯との交換時に利用される
②上下顎第一大臼歯の咬合関係成立の調整的役割を果たす

問46 霊長空隙がみられる部位は

答46 上顎：乳側切歯と乳犬歯の間
下顎：乳犬歯と第一乳臼歯の間

問47 霊長空隙の役割は

答47 上顎：永久切歯との交換時に利用される
下顎：上下第一大臼歯の咬合関係の調整

問48 発育空隙とは

答48 乳歯列にみられる霊長空隙以外の空隙

問49 閉鎖型歯列弓とは．またその割合は

答49 空隙のない歯列弓のこと
＜割合＞上顎：3.2%
下顎：9.5%

問50 ターミナルプレーンはどのような位置関係を表したものか

答50 上下顎第二乳臼歯の遠心面の近遠心的関係

問51 ターミナルプレーンの3つの型とは

答51 垂直型，近心階段型，遠心階段型

問52 最も多くみられるターミナルプレーンの型は

答52 両側垂直型（77.8%）

問53 乳歯の植立状態（歯軸）は

答53 咬合平面に対して垂直に近い

解説 永久歯では近心に傾斜して植立している．

問 54	矢状面からみた上顎第一大臼歯の萌出方向は	答 54	歯冠を遠心方向に向けて弧を描きながら近心下方へ
問 55	矢状面からみた下顎第一大臼歯の萌出方向は	答 55	近心傾斜しながら上方へ
問 56	前頭面からみた上顎第一大臼歯の萌出方向は	答 56	頬側方向
問 57	前頭面からみた下顎第一大臼歯の萌出方向は	答 57	舌側方向
問 58	ターミナルプレーンが垂直型の場合，第一大臼歯の咬合関係はどのような関係になりやすいか	答 58	正常な近遠心関係

> **解説** 初期咬合は咬頭対咬頭の不安定な咬合関係になることが多いが，下顎第一大臼歯の近心への萌出力により霊長空隙が短縮し，正常な近遠心関係に変化する．

問 59	永久切歯が正しく配列するための因子は	答 59	①歯間空隙の利用 ②乳犬歯間幅径の増加 ③切歯歯軸の変化 ④歯列前方部長径の増加
問 60	下顎前歯の交換様式は	答 60	エスカレーター式交換

> **解説** 下顎永久切歯が先行乳歯の歯根舌側面を吸収しながら，乳歯の舌側位に萌出する．

問 61	みにくいあひるの子の時代とは	答 61	上顎永久切歯の萌出時にみられる，一見不正咬合のようにみられる時期
問 62	リーウェイスペースとは	答 62	乳歯側方歯群の歯冠近遠心幅径の総和から，永久側方歯群の歯冠近遠心幅径の総和を引いた計算上の差
問 63	上顎のリーウェイスペースの大きさは	答 63	約1mm
問 64	下顎のリーウェイスペースの大きさは	答 64	約3mm

第3章 小児の歯冠修復

📖 知識の整理と重要事項

A 小児の歯冠修復の特徴

形態的, 機能的, ならびに審美的な回復を行う.

　乳歯における歯冠修復の目的は永久歯の場合とほぼ同様であり, その修復法には成形修復, 鋳造修復に加えて既製冠による修復などがある. ただし, 成長・発育に留意する必要がある.

B 小児の歯冠修復の種類

1. 成形修復

　可塑性の充塡材料を窩洞に充塡し, 硬化させる修復法である. 歯科医師により直接口腔内で行われる.

1) コンポジットレジン修復

　歯質への接着性, 耐摩耗性, 色調などに優れ, 現在, 臨床で最も使用頻度が高い.

2) グラスアイオノマーセメント修復

　従来のグラスアイオノマーセメントは脆性などの欠点があったが, レジン添加型グラスアイオノマーセメントはレジン成分を配合することで物性を向上させている. フッ素徐放性による抗齲蝕作用も期待され, 小児歯科臨床において広く応用されるようになっている.

3) アマルガム修復

　アマルガム成分中に水銀が含まれている. 水銀によるアレルギーや環境汚染問題によって, 使用頻度は激減している.

2. インレー

1) 乳歯のメタルインレー

　インレーの修復法には, 直接法と間接法とがある. 乳歯のインレー製作は, 永久歯における場合と少しも異なるところはない. 解剖学的な特徴を十分把握・理解して, ワックスパターンの形成を行う必要がある.

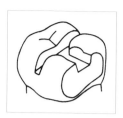

図3-1　Willett 形態の窩洞

（1）Willett 形態の窩洞（図3-1）

　　乳歯は歯冠長が短く，歯頸部の狭窄が強く，歯間乳頭部が高い．これら
の特徴が，Ⅱ級の窩洞形成にあたり窩洞の深さの確保と側室部の段階形成
を困難にしており，結果としてインレーの保持力を弱めている．Willett
（ウィレット）は隣接面をスライスカットし，頬側面および舌側面に保持溝
をもつ形成を推奨している．

（2）乳歯インレーの製作法

　　① 窩洞形成を行う（歯科医師）．
　　② 印象採得，咬合採得を行う（歯科医師）．
　　③ 作業用模型（分割復位式模型）を製作する．乳歯インレーの製作にお
　　　　いて，隣接面を含む窩洞の場合，咬合面方向からの模型の分割が困
　　　　難なことがあるので，ダウエルピンは隣在歯と平行に植立する．
　　④ 作業用模型を咬合器に装着する．
　　⑤ ワックスアップを行う．接触点の回復が重要である．
　　⑥ 通法に従い，埋没，鋳造を行う．低融合金（主に銀合金）が多く用い
　　　　られるので，鋳造のタイミングに留意する．
　　⑦ 研磨して完成する．

3. 被覆冠

1）被覆冠の適応症

　　① 歯冠の崩壊が大きく，インレーやアマルガムでは十分な形態回復が
　　　　期待できない場合
　　② 3面以上の歯面にわたって齲蝕が進行している場合
　　③ エナメル質形成不全歯の修復として用いる場合
　　④ 抜髄などの歯髄処理を施した場合
　　⑤ 固定保隙装置（クラウンループ保隙装置，ディスタルシュー保隙装
　　　　置）の支台装置として用いる場合

既製金属冠の材料としては，ニッケルクロム合金，ステンレス系合金，チタン合金がある．

厚みが均一に薄いため，削除量は少なくてよい．

2）乳歯用既製金属冠

以下の場合に用いられる．

［乳歯用既製金属冠の適応症］

① 齲蝕が広範囲にわたり歯質の崩壊が著しい場合

② すでに齲蝕処置がなされた乳臼歯

③ 保隙装置の支台装置となる場合

現在は，歯科医師が直接口腔内で製作する直接法が多くなっている．

（1）長所

① 有髄歯，無髄歯を問わず適用できる．

② 調整が容易で，直接法では即日に修復できる．

③ 歯質の削除量が少なくて済む．

（2）短所

① 鋳造冠に比べると支台歯への適合性が悪い．

② 咬合状態の回復がやや困難である．

③ 咀嚼によって咬耗し，穿孔のおそれがある．

3）鋳造冠

乳歯の場合，有髄歯の支台歯形成は，エナメル質や歯髄との関係で困難な場合が多いので，通常は歯髄処置歯（生活歯髄切断歯，抜髄歯など）の場合に用いられる．製作法は，永久歯の場合と同様である．

4）ジャケットクラウン

コンポジットレジンを用いたものがあり，乳前歯に用いられる．クラウンフォームを用いて直接口腔内で製作される．アクリルレジン製のものは既製のレジン歯を応用したものが最も一般的であり，光重合レジンによる場合も多くなりつつある．

（1）既製レジン歯を応用したレジンジャケットクラウンの製作法

① 支台歯形成を行う（歯科医師）．

② 印象採得，咬合採得を行う（歯科医師）．

③ 分割復位式模型を製作する．

④ 咬合器へ装着する．

⑤ 乳歯用既製レジン歯の舌側面を削除する．

⑥ 唇側面コアを採得する．

⑦ 即時重合レジンを筆積みする．

⑧ 研磨して完成する．

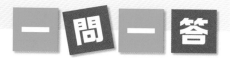

A 小児の歯冠修復の特徴

問 **1** 小児歯科における歯冠修復の対象となる歯は

答 **1** 乳歯および幼若永久歯

B 小児の歯冠修復の種類

問 **2** 乳歯の修復法にはどのようなものがあるか

答 **2** ①成形修復
②鋳造修復
③既製乳歯冠（乳歯用既製金属冠）によるもの

問 **3** 裂溝齲蝕の予防のために裂溝を浅くし，刷掃効果を高めるために行われる処置は

答 **3** シーラント（予防塡塞）

問 **4** 成形修復の種類は

答 **4** ①コンポジットレジン修復
②グラスアイオノマーセメント修復
③アマルガム修復

> 解説 各成形修復法の特徴については，最新歯科技工士教本 p.34〜35 を参照．

問 **5** 現在，臨床で最も使用頻度が高い成形修復材料は

答 **5** コンポジットレジン

問 **6** わが国で乳歯インレーに用いられる主な金属は

答 **6** 銀合金

問 **7** 乳歯用既製金属冠は齲蝕罹患歯の修復以外に，どのような用途に用いられるか

答 **7** 保隙装置の支台装置

問 **8** 乳歯用既製金属冠の材料を3つあげよ

答 **8** ①ニッケルクロム合金
②ステンレス系合金
③チタン合金

問 **9** 乳歯用既製金属冠を歯科医師が口腔内で製作する方法は

答 **9** 直接法

問 **10**　乳歯用既製金属冠の利点を3つあげよ

答 **10**　①歯の削除量が少ない
　　　　②平滑面の広範囲な齲蝕の修復に
　　　　　適している
　　　　③直接法を用いれば，その日のう
　　　　　ちに装着することができる

> **解説** その他の利点・用途については，最新歯科技工士教本 p.35～36 を参照．

問 **11**　鋳造冠の優れている点を2つあげよ

答 **11**　①適合性
　　　　②解剖学的形態の回復性

問 **12**　コンポジットレジンを注入してジャケットクラウンを製作する際に用いるものは

答 **12**　クラウンフォーム
　　　　（ストリップクラウン）

第 4 章　保隙装置

保隙装置（スペースメインテナー）と萌出余地回復装置（スペースリゲーナー）の目的の違いを理解しておくこと.

咬合誘導とは，乳歯列から永久歯列に変化する間に生じる種々の障害（乳歯の早期喪失や永久歯の不正咬合など）に対して予防や処置を行い，永久歯列を正常なものに導くことをいう.

咬合誘導装置とは，この咬合誘導に用いられる装置のことであり，保隙装置（本章）とスペースリゲーナー（5章参照）に分けられる.

A　保隙の意義と目的

乳歯が齲蝕や外傷などにより早期喪失した場合，その隣在歯および対合歯などの残存歯が近遠心的または垂直的に移動することなく，後継永久歯の萌出余地を保持して永久歯との交換を正常に導くことである.

B　保隙装置の必要条件と分類

1.　保隙装置の必要条件

① 後継永久歯の萌出に十分な空隙（近遠心径，咬合高径）を保持すること.

② 歯・歯列および顎の成長発育を阻害しないこと.

③ 対合歯の挺出を防止すること.

④ 装置が簡単で丈夫であること.

⑤ 調整・修理が容易で，しかも変形を起こさないこと.

⑥ 清掃が容易で齲蝕の原因とならないこと.

⑦ 歯列不正の原因とならないこと.

⑧ 咀嚼・発音機能を阻害しないこと.

⑨ 装置の使用が心理的に悪影響とならないこと.

2.　保隙装置の分類と種類（図4-1）

1）固定保隙装置

口腔内にセメントなどによって合着される装置である.

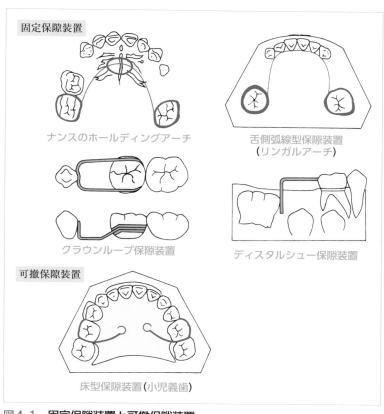

固定保隙装置

ナンスのホールディングアーチ

舌側弧線型保隙装置
（リンガルアーチ）

クラウンループ保隙装置

ディスタルシュー保隙装置

可撤保隙装置

床型保隙装置（小児義歯）

図4-1　固定保隙装置と可撤保隙装置

① クラウンループ保隙装置
② バンドループ保隙装置
③ ディスタルシュー保隙装置
④ 舌側弧線型保隙装置（リンガルアーチ）
⑤ ナンスのホールディングアーチ

2）可撤保隙装置

　　口腔内に合着されることなく，患者が自由に着脱することのできる装置である.

① 床型保隙装置（小児義歯）

3. 各装置の利点・欠点

1）固定保隙装置

（1）利点

① 患者が自由に着脱できないので，保隙効果はよい.

(2) 欠点

① 清掃を十分に行わないと不潔になりやすい.

② 咀嚼などによる変形，破損に対して，術者が十分に観察する必要がある.

2) 可撤保隙装置

(1) 利点

① 清掃が容易に行える.

② 顎の成長発育に伴う調整が容易である.

③ 乳歯の喪失，永久歯の萌出に伴う調整が容易である.

④ 修理が容易である.

(2) 欠点

① 患者が装置を口腔内に装着しない期間が生じる可能性があり，結果として保隙の効果が十分に発揮されないことがある.

C クラウンループ保隙装置

1. 目 的

第一小臼歯（あるいは第二小臼歯）萌出スペースの確保と第一大臼歯の近心移動の防止である.

① 乳歯列における第一乳臼歯の1歯欠損の保隙.

② 混合歯列における第一乳臼歯あるいは第二乳臼歯の1歯欠損の保隙.

2. 利 点

① 永久歯の萌出に障害を与えない.

② 近遠心的（水平的）保隙が確実である.

③ 簡単に製作できる.

3. 欠 点

① 垂直的保隙ができない.

② 咀嚼機能が回復しない.

③ 片側にしか応用できない.

④ 設計を誤ると欠損部の歯肉がループを巻き込み，歯肉に炎症を起こす.

4. 装置の構成

上下顎における片側の1歯欠損の保隙に応用される. 乳歯用既製金属冠を支台装置として，欠損部に φ0.8〜0.9 mm 矯正用線でループ部を製作

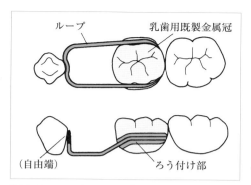

ループ　　　乳歯用既製金属冠

（自由端）　　　ろう付け部

図4-2　クラウンループ保隙装置

し，支台装置の乳歯冠とろう付けされる固定保隙装置である（図4-2）.

5. 使用材料と器具

① 乳歯用既製金属冠
② 咬合器
③ 絆創膏
④ φ0.8〜0.9 mm矯正用線
⑤ ヤングのプライヤー
⑥ 三叉プライヤー
⑦ ニッパー
⑧ ろう付けに必要な材料および器具
⑨ 研磨に必要な材料および器具

6. 製作法と製作上の注意点

1）製作法

① 乳歯用既製金属冠の適合を行う（歯科医師）.
② 印象採得を行う（歯科医師）.
③ 作業用模型を製作し，咬合器に装着する.
④ リリーフを行う.
⑤ 模型に外形線を記入する.
⑥ ループの自由端から屈曲する.
⑦ ループと乳歯用既製金属冠をろう付けする.
⑧ 研磨して完成する.

2）製作上の注意点

① 乳歯用既製金属冠を印象内に固定し，乳歯用既製金属冠の舌側内面にワックスを流す.
② 欠損部に絆創膏を1枚貼る（リリーフ）.

乳歯用既製金属冠の内面にワックスを流すことで，金属冠と石膏との間に隙間ができ，ろう付け時に石膏に熱を奪われることなく容易に行うことができる.

ループの中央部（欠損部の粘膜面部）が歯肉に直接接触しないようにリリーフを行う.

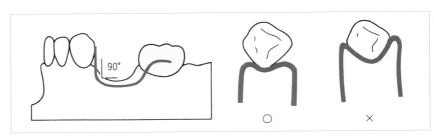

図4-3 クラウンループ保隙装置，バンドループ保隙装置のワイヤーループの屈曲

後継永久歯の萌出を
妨げないように広く
する．

③ ループの幅は後継永久歯の頬舌幅よりわずかに広くする（上顎10
mm，下顎8 mm）．
④ φ0.8～0.9 mmの矯正用線を使用する．
⑤ ループの立ちあがりは90°とする（図4-3）．
⑥ ループの支持点は犬歯の遠心豊隆部直下（接触点）とする．
⑦ U字形に屈曲する（ヤングのプライヤーを用いる）．
⑧ 支持点の部分を屈曲する．
⑨ 乳犬歯を抱きこまないように設計する（図4-3）．
⑩ ループの屈曲は欠損部の粘膜面形態に沿わせるように行う．

乳犬歯の生理的移動
を妨げてしまうの
で，抱き込むような
屈曲は行ってはなら
ない．

D バンドループ保隙装置

1. 目 的

「C　クラウンループ保隙装置」に準じる．

2. 装置の構成

クラウンループ保隙装置とは，支台装置に維持バンドを使用する点が異
なる．

E ディスタルシュー保隙装置

1. 目 的

第二乳臼歯の早期喪失の場合に，①第二小臼歯のスペースの確保，②第
一大臼歯の近心移動を防ぎ，正しい位置に萌出を誘導する．

乳歯列期において第
二乳臼歯が抜去予定
で，かつ第一大臼歯
が未萌出の症例に適
応される．

2. 装置の構成（図4-4）

① 第二乳臼歯の抜歯と同時に装着される片側性の装置である．

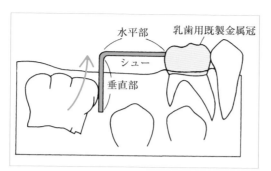

図4-4　ディスタルシュー保隙装置の装着例

② ヘルマンの咬合発育段階のⅡA期に使用される.
③ 以下の要素から構成されている.
- ・支台装置である乳歯用既製金属冠（第一乳臼歯）
- ・既製ディスタルシュー（またはパラタルバー）
  - ・水平部（第二乳臼歯の近遠心径）
  - ・垂直部（第一大臼歯の萌出を誘導）

3. 利点・欠点

クラウンループ保隙装置と同様である.

4. 使用材料と器具

① 乳歯用既製金属冠
② 咬合器
③ 既製ディスタルシュー（またはパラタルバーを屈曲）
④ 石膏ノコギリ
⑤ ろう付けに必要な材料および器具
⑥ 研磨に必要な材料および器具

5. 製作法と製作上の注意点

ディスタルシューの垂直部の長さは，エックス線写真をもとに，未萌出の第一大臼歯の近心最大豊隆部の約1mm下までとする.

F　舌側弧線型保隙装置（リンガルアーチ，図4-5）

1. 目　的

多数歯欠損（特に側方歯）において歯列周長の保隙を目的とする.

ⅢB期（側方歯群交換期）に多く使用される.

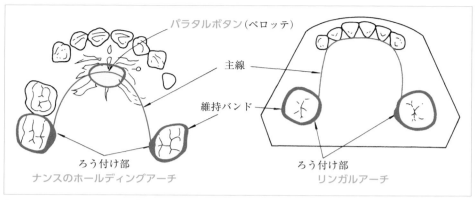

図4-5　ナンスのホールディングアーチと舌側弧線型保隙装置（リンガルアーチ）

パラタルボタン（ペロッテ）はナンスのホールディングアーチの固定源で，口蓋粘膜に接触させることにより第一大臼歯が近心へ移動しようとする力を吸収する．

2. 装置の構成

第一大臼歯に維持バンドまたは乳歯用既製金属冠を用い，第一大臼歯より反対側の第一大臼歯までを保隙し，歯列周長の確保を目的として用いられる装置である．φ0.8〜0.9mmの矯正用線を使用する．

3. 使用材料と器具

① 維持バンド（乳歯用既製金属冠）
② φ0.8〜0.9mm矯正用線
③ ヤングのプライヤー
④ ニッパー
⑤ ろう付けに必要な材料および器具
⑥ 研磨に必要な材料および器具

4. 分　類

舌側弧線型保隙装置（リンガルアーチ）は上下顎，ナンスのホールディングアーチは上顎のみに用いる．

5. 利　点

① 歯列弓長全体の保隙ができる．
② 側方歯群に乳歯の脱落，永久歯の萌出などの変化が起きても，そのつど装置を製作し直す必要がない．
③ 前歯の舌側傾斜を防止できる．

6. 欠　点

① 垂直的保隙は不可能である．

② 装置が大きいため，変形の可能性がある．

7. 製作法と製作上の注意点

1）製作法

① 口腔内で維持バンドの適合を行う（歯科医師）．

② 印象採得を行う（歯科医師）．

③ 作業用模型を製作する（維持バンド舌側内面にワックスを流す）．

④ 設計を行う．

⑤ $\phi 0.8 \sim 0.9$ mm矯正用線を使用して，主線を屈曲する．

⑥ 銀ろうを使用して，主線と維持バンドのろう付けを行う．

⑦ 研磨を行う．

2）製作上の注意点

　主線は前歯部歯頸部に接触させるため，きれいなアーチを描くように設計し，スムーズな弧線に屈曲する．ろう付けの際は維持バンドとの位置関係がくるわないよう，確実に固定して行う．維持バンドや主線を変形させないように注意して研磨する．

G　ナンス（Nance）のホールディングアーチ（図4-5）

1. 目　的

　リンガルアーチと同様の目的で，上顎のみに用いる．

2. 装置の構成

　第一大臼歯に維持バンドまたは乳歯用既製金属冠を用い，第一大臼歯から反対側の第一大臼歯までを保隙し，歯列周長の確保を目的として用いられる装置で，口蓋にパラタルボタンを設置する．$\phi 0.8 \sim 0.9$ mmの矯正用線を使用する．

ⅢB期（側方歯群交換期）の応用頻度が高い．

3. 使用材料と器具

① 維持バンド（乳歯用既製金属冠）

② $\phi 0.8 \sim 0.9$ mm矯正用線

③ ヤングのプライヤー

④ ニッパー

⑤ 常温重合レジン

⑥ ろう付けに必要な材料および器具

⑦ 研磨に必要な材料および器具

4. 分　類

舌側弧線型保隙装置（リンガルアーチ）は上下顎，ナンスのホールディングアーチは上顎のみに用いる．

5. 利　点

① 歯列弓全体の保隙ができる．

② 側方歯群に乳歯の脱落，永久歯の萌出などの変化が起きても，そのつど装置を製作し直す必要がない．

③ 主線は前歯舌側に接触しないため，前歯の萌出交換期にも使用できる．

6. 欠　点

① 支台歯となる歯の前方への移動防止は，口蓋に設置するパラタルボタンと口蓋との接触によるので，口蓋の浅い症例には適さない．

② パラタルボタンの口蓋粘膜面が不潔になる．

7. 製作法と製作上の注意点

1）製作法

① 口腔内で維持バンドの適合を行う（歯科医師）．

② 印象採得を行う（歯科医師）．

③ 作業用模型を製作する（維持バンド舌側内面にワックスを流す）．

④ 設計を行う．

⑤ φ0.8〜0.9 mm矯正用線を使用して，主線を屈曲する．

⑥ 銀ろうを使用して，主線と維持バンドのろう付けを行う．

⑦ パラタルボタンの形成を行う．

⑧ 研磨を行う．

2）製作上の注意点

パラタルボタンは前歯歯頸部から7〜15 mm離れた口蓋部の斜面に設定する．形状はさまざまであるが，長さ（縦径）10 mm，幅（幅径）15〜20 mm程度の楕円形が多い．

H 可撤保隙装置 （床型保隙装置，小児義歯，図4-6）

1. 目 的

① 少数歯欠損から多数の乳歯の早期喪失に用いられる.

② 近遠心的，垂直的保隙の維持，咀嚼・発音機能，審美性の回復に用いられる.

2. 特 徴

① 永久歯の部分床義歯に類似した形態である.

② 顎の発育による変化や歯の萌出によって，床の削除，クラスプの調整や除去が必要となる.

3. 装置の構成

維持装置（クラスプ）は原則的には付与しない．付与する場合も必要最小限とする.

① 床

② 人工歯

③ 維持装置

④ オクルーザルレスト：下顎に使用する．ϕ0.8 mmの矯正用線を用いる.

⑤ 唇側線：ϕ0.8 mmの矯正用線を用いる.

4. 利 点

① 清掃が容易に行える.

② 顎の成長発育に伴う調整が容易である.

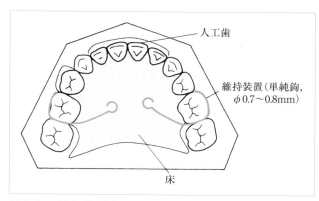

図4-6　上顎の可撤保隙装置（小児義歯）

維持装置については7章（p.144〜148）を参照.

オクルーザルレストは，義歯床の沈下防止と第一大臼歯の近心傾斜の防止を目的とする.

唇側線は維持と固定の目的で用いることが多い.

③ 垂直的保隙もできる.

④ 咀嚼・発音機能と審美性の回復ができる.

⑤ 口腔習癖の発現を予防する.

⑥ 成長発育に対する障害を予防する.

⑦ 修理が容易である.

⑧ 乳歯の喪失, 永久歯の萌出に伴う調整が容易である.

5. 欠 点

① 患者が装置を口腔内に装着しない期間が生じる可能性があり, 結果として保隙装置の目的を達成できないことがある.

6. 使用材料と器具

① φ0.7〜0.8 mm 矯正用線

② 各種屈曲用プライヤー

③ ニッパー

④ 乳歯用人工歯

⑤ パラフィンワックス

⑥ ワックス形成器

⑦ 床用レジン

⑧ 重合に必要な材料および器具

⑨ 研磨に必要な材料および器具

7. 製作法と製作上の注意点

永久歯の部分床義歯と同様である.

① 作業用模型を製作する.

② 模型に床外形線を記入する（図4-7〜11）.

③ 維持装置の製作：小児義歯においてはできるだけ維持装置を付与しないことが原則である. 付与した場合は, 患者が装置に慣れた段階でクラスプが除去される.

④ 人工歯の排列

人工歯の幅径が足りないときは, 生理的な空隙を利用する.

年齢を考慮して排列する. 3歳頃はオーバージェット約1 mm, オーバーバイト約2 mmであるが, 増齢に伴った生理的咬耗によって, オーバージェット, オーバーバイトは小さくなる. 混合歯列期では切端咬合になることもある.

⑤ 歯肉形成（図4-12）

⑥ 埋没, 重合, 研磨

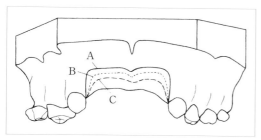

図4-7　上顎前歯部

上顎前歯床縁の外形は永久前歯の萌出に伴い歯槽部の変化
が顕著に認められるため，年齢によって外形は異なる．

A：4歳までは歯槽頂と歯肉頬移行部の1/2以内
B：5歳までは歯槽頂と歯肉頬移行部の1/3以内
C：6歳までは歯槽頂と歯肉頬移行部の1/4以内

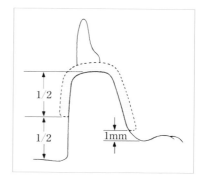

図4-8　下顎前歯部

下顎前歯部唇側は上顎の唇側ほど歯槽部の変化はみられな
いので，歯槽頂より歯肉頬移行部の1/2以内に外形を設定
する．下顎舌側の外形は口腔底から1mm上方とする．

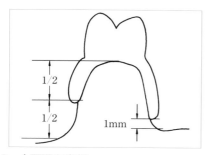

図4-9　上下顎臼歯部

上下顎臼歯部頬側の外形は，歯槽頂から歯肉頬移行部の
1/2以内とする．

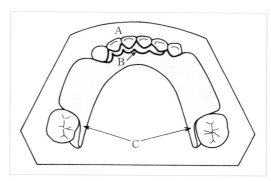

図4-10　下顎前歯部舌側

下顎前歯部舌側の外形は，乳歯列期前期においては歯頸部に
接触させる(A)．永久歯の萌出が間近の場合の外形は歯頸部よ
り離して設定する（B，1〜2mm）．下顎前歯の交換は乳前歯
の舌側に永久前歯が萌出してくる，いわゆるエスカレーター
式交換（水平交換）のためである．

第一大臼歯の萌出途上のときは歯頸部より1〜2mm離す(C)．
（全国歯科技工士教育協議会編：歯科技工士教本　小児歯科技工学．
医歯薬出版，東京，1995.）

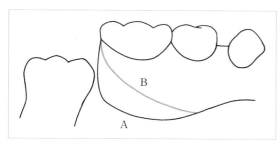

図4-11　未萌出第一大臼歯と頬側外形線の関係

A：第一大臼歯の萌出前の外形線
B：第一大臼歯の萌出後の外形線
（町田幸雄：小児歯科別刷集）

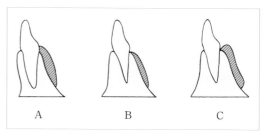

図4-12　歯と床の関係

床の形態はBがよく，Cの形態を製作してはいけない．

A：維持はよいが清潔が保てない（可撤式スペースリゲー
　　ナーなどに用いる，p.130参照）．
B：清潔にできるが維持は悪い．
C：歯頸部への食物残渣の停滞が起こり清潔が保てず，維
　　持も悪い．

一問一答

A　保隙の意義と目的

問1　咬合誘導装置の種類を3つあげよ

答1　①保隙装置
②スペースリゲーナー
③口腔習癖除去装置

問2　保隙とは何か

答2　乳歯が齲蝕や外傷などにより早期喪失した場合に，後継永久歯の萌出余地を保持し，永久歯の萌出を正常に導くこと

B　保隙装置の必要条件と分類

問3　保隙装置の必要条件は

答3　後継永久歯の萌出に十分な空隙を保持すること

解説 その他の必要条件は「知識の整理と重要事項」p.110と最新歯科技工士教本p.40を参照

問4　固定保隙装置とは

答4　口腔内にセメントなどによって合着される保隙装置

問5　可撤保隙装置とは

答5　口腔内に合着されることなく，自由に着脱できる保隙装置

問6　固定保隙装置の利点とは

答6　患者が自由に着脱できないので，保隙効果がよい

問7　可撤保隙装置の利点とは

答7　清掃が容易に行える

解説 その他の利点については，「知識の整理と重要事項」p.112と最新歯科技工士教本p.41を参照.

C クラウンループ保隙装置

問**8** クラウンループ保隙装置の目的は

答**8** 第一小臼歯（あるいは第二小臼歯）萌出スペースの確保と第一大臼歯の近心移動の防止

問**9** 乳歯列期におけるクラウンループ保隙装置の適応症は

答**9** 第一乳臼歯の1歯欠損の保隙

問**10** 混合歯列期におけるクラウンループ保隙装置の適応症は

答**10** 第一乳臼歯あるいは第二乳臼歯の1歯欠損の保隙

問**11** クラウンループ保隙装置の欠点は

答**11** 垂直的保隙ができない

> **解説** その他の欠点は「知識の整理と重要事項」p.112を参照.

問**12** クラウンループ保隙装置のループ部に使用する矯正用線の直径は

答**12** 0.8～0.9 mm

問**13** クラウンループ保隙装置のループ部の頰舌幅の基準は

答**13** 後継永久歯の頰舌幅よりわずかに広くする
（上顎10 mm, 下顎8 mm）

問**14** ループ部の自由端への立ち上がり角度は

答**14** 90°

問**15** 第一乳臼歯欠損症例におけるループの支持点の位置は

答**15** 乳犬歯の遠心最大豊隆部直下

D バンドループ保隙装置

問**16** バンドループ保隙装置がクラウンループ保隙装置と異なる点は

答**16** 支台装置に維持バンドを用いる

> **解説** 支台装置として，クラウンループ保隙装置では乳歯用既製金属冠を，バンドループ保隙装置では維持バンドを用いる.

E ディスタルシュー保隙装置

問 **17** ディスタルシュー保隙装置の目的は

答 **17** 第二乳臼歯の抜歯予定（早期喪失）の場合に，第二小臼歯萌出スペースを確保し，第一大臼歯の正しい位置への萌出を誘導する

問 **18** ディスタルシュー保隙装置が使用されるのは，ヘルマンの歯齢でいつか

答 **18** ⅡA期

問 **19** ディスタルシュー保隙装置が装着されるタイミングは

答 **19** 第二乳臼歯の抜歯と同時

問 **20** 既製ディスタルシューのかわりにシューに用いられることのあるものは

答 **20** パラタルバー

問 **21** シュー垂直部の長さの決定方法は

答 **21** エックス線写真で計測し決定する

問 **22** シュー垂直部の長さは

答 **22** 未萌出の第一大臼歯の近心最大豊隆部の約 1 mm 下までとする

問 **23** シュー水平部の長さは

答 **23** 抜歯予定の第二乳臼歯の近遠心径に合わせる

F 舌側弧線型保隙装置（リンガルアーチ）

問 **24** 舌側弧線型保隙装置の目的は

答 **24** 多数歯欠損における歯列周（弓）長の保隙

問 **25** 舌側弧線型保隙装置の利点は

答 **25** 歯列弓全体の保隙ができる

> **解説** その他の利点は「知識の整理と重要事項」p.116 と最新歯科技工士教本 p.51 を参照

問 **26** 舌側弧線型保隙装置の構成は

答 **26** 維持バンドと主線

問 **27** 主線に用いる矯正用線の直径は

答 **27** 0.8〜0.9 mm

問 **28** 舌側弧線型保隙装置はどこに使用されるか

答 **28** 上下顎

| 問**29** | リンガルアーチの主線は，前歯部のどこに接触させるように設計するか | 答**29** | 舌側の歯頸部
（きれいなアーチを描くように設計する） |

G ナンス（Nance）のホールディングアーチ

問**30**	ナンスのホールディングアーチの構成は	答**30**	維持バンド，主線，パラタルボタン
問**31**	ナンスのホールディングアーチはどこに使用されるか	答**31**	上顎
問**32**	ナンスのホールディングアーチが使用できない症例は	答**32**	口蓋の浅い症例
問**33**	パラタルボタンの材質は	答**33**	常温重合レジン
問**34**	パラタルボタンは，どこに設定するか	答**34**	口蓋の斜面 （前歯歯頸部から7〜15 mm離す）

H 可撤保隙装置

| 問**35** | 可撤保隙装置の別名は | 答**35** | 床型保隙装置（ほかに小児義歯，義歯型保隙装置ともよばれる） |
| 問**36** | 可撤保隙装置の利点は | 答**36** | 清掃が容易に行える |

> [解説] その他の利点は「知識の整理と重要事項」p.119〜120と最新歯科技工士教本p.41を参照

| 問**37** | 乳前歯の早期喪失症例に用いた場合の利点は（問**36**以外） | 答**37** | 発音障害を防止できる |

> [解説] その他の利点は最新歯科技工士教本p.56を参照.

| 問**38** | 維持装置を設ける支台歯（鉤歯）の必要条件とは | 答**38** | 生理的歯根吸収がない歯であること |

> [解説] その他の条件は，最新歯科技工士教本p.57を参照.

問 **39** 上顎前歯部唇側の義歯床縁（床外形）の設計で，5歳までの場合はどの範囲か

答 **39** 歯槽頂と歯肉頬移行部の1/3以内

[解説] その他の場合は「知識の整理と重要事項」p.121を参照.

問 **40** 下顎前歯部唇側の義歯床縁（床外形）は，どこに設計するか

答 **40** 歯槽頂と歯肉頬移行部の1/2以内

問 **41** 下顎前歯部舌側の義歯床縁（床外形）は，どのように設計するか

答 **41** できるだけ長く，あるいは口腔底から1mm程度上方までとする

問 **42** 乳歯列後期において，下顎前歯舌側（上縁）の床外形はどこに設計するか

答 **42** 残存歯の歯頸部に接触させる

問 **43** 永久歯の萌出が近い場合において，下顎前歯舌側（上縁）の床外形を歯頸部から離すのはなぜか

答 **43** 下顎前歯の交換がエスカレーター式交換だから（乳前歯の舌側から永久前歯が萌出してくるから）

問 **44** 臼歯部頬側の床外形は，上下顎ともにどこに設定するか

答 **44** 歯槽頂から歯肉頬移行部の1/2以内

問 **45** 義歯床の沈下と下顎第一大臼歯の近心傾斜を防ぐ目的で用いるレストは

答 **45** オクルーザルレスト

第5章 スペースリゲーナー

知識の整理と重要事項

A スペースリゲイニングの意義と目的

1. 意　義

　　乳歯の早期喪失などによって隣在歯の傾斜や移動が起こり, 後継永久歯の萌出余地が失われる場合に, 後継永久歯の萌出余地を回復する処置をスペースリゲイニングという.

　　スペースリゲイニング (萌出余地の回復) を行う装置をスペースリゲーナー (萌出余地回復装置) とよぶ. 萌出余地を回復することにより咬合誘導を行うことができるので, この装置も咬合誘導装置である.

2. 目　的

　　最も多い症例は, 第二乳臼歯が早期喪失し, 保隙を行わなかった結果第一大臼歯の近心傾斜, 移動が生じて, 第二小臼歯の萌出余地が失われた場合に, 第一大臼歯を遠心に移動させて, 生理的な空隙を取り戻し, 将来萌出してくる永久歯の正常な位置への萌出と咬合形成を期待することである.

　　また, 保隙の前処置として用いられることもある.

B 拡大ネジを応用したスペースリゲーナー

1. 装置の構成

　　基本的な構成として, ①クラスプ (維持装置), ②唇側線, ③拡大ネジ, ④床部からなる. 本体はホーレーの保定装置 (p.68〜70参照) とよく似たものである (図5-1-A).

1) クラスプ (維持装置)

　　7章のp.144〜147を参照.

2) 唇側線

　　7章のp.148を参照.

> 移動装置には維持力の大きなものを用いる. 特に移動する歯には, 維持力の大きなアダムスのクラスプやシュワルツのクラスプなどが用いられる.

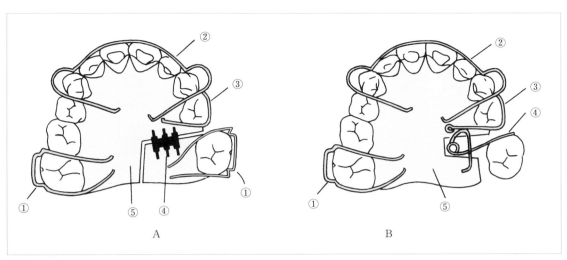

図5-1　スペースリゲーナー（床型保隙装置）の各部の名称
①アダムスのクラスプ，②唇側線，③単純鉤，④拡大ネジ，スプリング（アダムスのスプリング），⑤床部

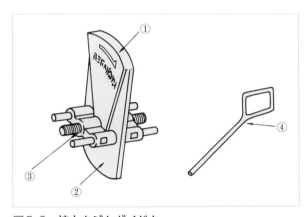

図5-2　拡大ネジとガイドキー
①大翼板，②小翼板，③拡大ネジ，④ガイドキー

3）拡大ネジ（エクスパンションスクリュー）

（1）定義

　　歯列弓および顎の拡大，あるいは1歯ないしは数歯の歯の移動に用いられるネジ（図5-2）である．

（2）特徴

　① ネジを回転させることにより，左右に広がっていく断続的な力を矯正力として使用する．

　② ネジの歩みは1回1/4周とすると約0.2 mm移動する．

　③ 確実に拡大することができる．

　④ 後から，拡大量（移動量）を知ることができる．

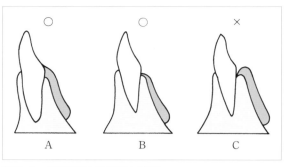

図5-3　各種床縁の形態と特徴
（全国歯科技工士教育協議会編：最新歯科技工士教本 小児歯科技工学. 医歯薬出版，東京，2017. の可撤保隙装置の床縁形態の図をもとに作成）

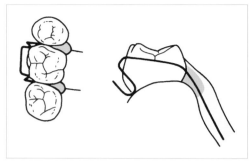

図5-4　クラスプと床の連結部
床とクラスプの連結部にわずかにワックスを盛ることにより，クラスプの弾性が増し，破折防止になる.
（全国歯科技工士教育協議会編：最新歯科技工士教本 小児歯科技工学. 医歯薬出版，東京，2017.）

4）床　部

（1）定義

　　粘膜に直接接して装置を口腔内に維持させる．アクリルレジンでつくられるレジン床である．

（2）目的

　　① クラスプや唇側線や補助弾線の脚を床の中に保持する．
　　② 装置を口腔内に維持させる．

（3）床の外形線

① 上顎

　　原則として，床の後端は第一大臼歯の遠心部として，左右の第二小臼歯の近心面を結ぶ線まで，放物線形に口蓋を露出させる形態とする．

② 下顎

　　各歯頸部から5〜6 mm下方の位置とする．

（4）床の厚み

　　パラフィンワックス1枚分（約1.5 mm）

（5）床縁の形態の特徴（図5-3，4）

　　床縁が歯とどのように接触するかによって，機能性と清潔性が変化する．ただし，両者を両立させることはできない．

　　図5-3の3つの床縁形態のうち，Aは維持はよいが清潔が保てない．Bは清潔にできるが，維持は悪い．Cは歯頸部に溝ができて不潔となり，維持が悪い．

> スペースリゲーナーではAの形態，可撤保隙装置ではBの形態を選択する．

2. 使用材料と器具

① φ0.7〜0.8 mm矯正用線
② 各種屈曲用プライヤー
③ ニッパー
④ 拡大ネジ
⑤ 糸ノコギリ
⑥ 床用レジン（常温重合レジン）
⑦ 研磨に必要な材料および器具

3. 製作法と製作上の注意点 （図5-1-A参照）

1) 製作順序

① 床・クラスプ・唇側線の外形線記入
② クラスプ・唇側線の屈曲
③ 分離剤の塗布
④ 各維持装置（クラスプ）・唇側線の固定
⑤ 拡大ネジの小翼板の溝の形成
⑥ 拡大ネジの固定
⑦ 常温重合レジン添加，重合
⑧ 大翼板・小翼板の除去
⑨ 研磨
⑩ 床の切断

2) 製作上の注意点

① 床と歯の関係は抵抗源（機能面）を強く求めた形態とする．床外形線
の位置は次のとおり設定する．
前歯部：基底結節
臼歯部：舌側歯冠長の1/2
欠損部：歯槽頂線と一致
② 拡大ネジの方向は，奥から手前とする．
③ 拡大ネジを用いた場合は，移動歯にクラスプを用いる．
④ 拡大ネジの位置は，欠損部歯槽頂線と直交させる．

> スプリングを用いる
> 場合は，移動歯には
> クラスプを用いない．

5
スペースリゲーナー

C アダムス（Adams）のスプリングを応用したスペースリゲーナー

1. 装置の構成

基本的な構成として，①クラスプ（維持装置），②唇側線，③スプリング（アダムスのスプリング），④床部からなる．本体はホーレーの保定装置（p.68〜70参照）とよく似たものである（図5-1-B）．

1）クラスプ（維持装置）

7章のp.144〜147を参照.

2）唇側線

7章のp.148を参照.

3）スプリング（アダムスのスプリング）

（1）定義

歯の移動などの矯正力の源として用いられる弾性に富むワイヤーである（図5-5）．

（2）特徴

① 弾性に富み，持続的な力を発揮する．

② ワイヤーが元の形状に戻ろうとする復元力がある．

③ スプリングは，作動部（弾線部），ガイド部（誘導線部），コイル部から構成されている．

④ φ0.7 mmの矯正用線を使用する．

4）床　部

「B　拡大ネジを応用したスペースリゲーナー」（p.130）を参照.

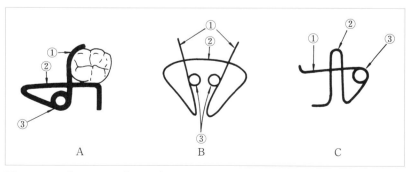

図5-5　アダムスのスプリング
A，Bは近遠心移動用，Cは唇・頬側移動用の形態である.
①作動部（弾線部），②ガイド部（誘導線部），③コイル部

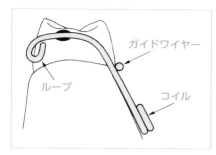

図5-6　アダムスのスプリング

（全国歯科技工士教育協議会編：最新歯科技工士教本　小児歯科技工学．医歯薬出版，東京，2017．）

2. 使用材料と器具

    ① ϕ 0.7〜0.8 mm矯正用線

    ② 各種屈曲用プライヤー

    ③ ニッパー

    ④ 床用レジン（常温重合レジン）

    ⑤ 研磨に必要な材料および器具

3. 製作法と製作上の注意点（図5-1-B参照）

1）製作順序

    ① 床，クラスプ，唇側線，スプリングの外形線の記入

    ② クラスプ，唇側線とスプリングの屈曲

    ③ 分離剤の塗布

    ④ クラスプ，唇側線とスプリングの固定

    ⑤ スプリングのコイル部のワックスの盛り上げ

    ⑥ 常温重合レジンの添加・重合

    ⑦ 研磨

2）製作上の注意点（図5-6）

    ① 床と歯の関係は拡大ネジを用いた場合と同様に，機能的なものとする．

    ② スプリングを用いる場合は，移動歯にはクラスプを用いない．

    ③ 床の外形線は，コイル部の調整をしやすく，また清潔を保てるように三角形の開放形とする．

    ④ 屈曲は，①ガイドワイヤー→②コイル部→③ループ部の順に行う．

    ⑤ コイル部は粘膜面側から先端部が出ていくように上から下へ向かって屈曲する．

    ⑥ 弾線部（作動部）は誘導線部（ガイドワイヤー）の下を通る．

ガイドワイヤーは，移動する第一大臼歯の遠心移動のガイドとなる．

スペースリゲーナー

小児歯科矯正装置 　　　　　　　　＊出題基準外

1. 定　義

① 小児歯科分野での歯の移動に用いる装置で，咬合誘導装置の一部でもあり，予防矯正装置ともいわれるものである．

② 限局的な歯の移動を目的とした装置のため限局矯正装置といわれるものである．

2. 切縁斜面板（前歯斜面板）

上顎前歯（1歯）の舌側萌出の場合に用いられる（図5-7）.

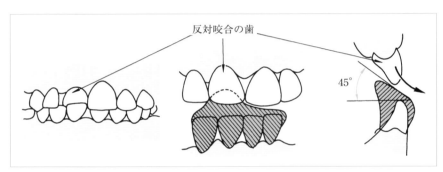

図5-7　切縁斜面板

一問一答

A スペースリゲイニングの意義と目的

問1 スペースリゲーナーとは

答1 乳歯の早期喪失などにより，後継永久歯の萌出余地が失われた場合に，萌出余地を回復（スペースリゲイニング）するための可撤式装置

B 拡大ネジを応用したスペースリゲーナー

問2 拡大ネジを応用したスペースリゲーナーの構成は

答2 ①維持装置（クラスプ・唇側線）
②床部
③作動部（拡大ネジ）

問3 拡大ネジを応用したスペースリゲーナーの床面積は

答3 大きく設計する必要がある

解説 床部が固定源となるため．

問4 拡大ネジを応用したスペースリゲーナーの特徴は

答4 ①ネジを回転することにより拡大し，断続的な矯正力を発揮する
②1回1/4周，約0.2 mm移動する
③確実に拡大でき，拡大量（移動量）を知ることができる

C アダムス（Adams）のスプリングを応用したスペースリゲーナー

問5 アダムスのスプリングを応用したスペースリゲーナーの構成は

答5 ①維持装置（クラスプ・唇側線）
②床部
③作動部（アダムスのスプリング）

問**6**　アダムスのスプリングの特徴は

答**6**　①弾性に富み，持続的な力を発揮する
②ワイヤーが元の形状に戻る復元力がある
③移動歯には維持装置は付与しない

問**7**　アダムスのスプリングを構成する各部の名称は

答**7**　①作動部（弾線部）
②ガイド部（誘導線部）
③コイル部

問**8**　アダムスのスプリングに用いる矯正用線の直径は

答**8**　ϕ 0.7 mm

<table>
<tr><td>第</td><td>**6**</td><td>章</td></tr>
</table>

口腔習癖除去装置

知識の整理と重要事項

A 口腔習癖の種類

1. 口腔習癖の定義

　　身体玩弄癖（がんろうへき）が口腔周囲に現れたものの総称である．小児に多くみられ，多くの場合，心理的要素が関与している．

2. 口腔習癖の種類

> 口腔習癖のなかで最も多く発現するのは，拇指吸引癖である．

① 吸指癖（きゅうし）：指を吸い，しゃぶる癖．そのなかでも親指を吸う拇指吸引癖（ぼし）が最も多い．

② 咬爪癖（こうそう）：爪をかむ癖

③ 弄舌癖（ろうぜつ）：舌を不必要にもてあそび，常習的に歯列弓の一部に舌圧を加える癖

④ 弄唇癖（ろうしん）（咬唇癖・吸唇癖）：下口唇をかんだり，吸引したりする癖

⑤ 異常嚥下癖（えんげ）：ものを飲み込む際に，無意識に舌を上下前歯間に押し込む癖

⑥ ブラキシズム：意識的または無意識的に起こる咬合習癖．以下のような種類がある．

・歯ぎしり（グラインディング）：歯を強くこすり合わせて断続音を出す癖．主に睡眠中に起こる

・くいしばり（クレンチング）：無意識にくいしばり，歯と歯周組織に大きな圧力をかける癖

・異常接触（タッピング）：咬合面間に食物のない状態で上下顎の歯を反復的にカチカチとかみ合わせる癖

3. 口腔習癖を放置した場合の結果

① 不正咬合を誘発する．

② 上顎前突，開咬，上下前歯の唇側傾斜，空隙歯列弓などの原因となる．

口腔習癖を防止する目的で装着される.

・吸指癖（拇指吸引癖）——→ 吸指癖除去装置
・弄舌癖，異常嚥下癖 ——→ 舌癖除去装置
・咬唇癖，吸唇癖 ————→ リップバンパー
・口呼吸，弄唇癖，吸指癖 → オーラルスクリーン

1. 吸指癖除去装置

1) 種　類

吸指癖除去装置には以下のような種類がある.

① 口腔内で用いる固定式の舌側弧線タイプの装置（図6-1）

② 拇指にかご状のものをかぶせる装置

2) 製作順序（固定式の舌側弧線タイプ）

① 維持バンドの適合を行う（歯科医師）.

② 印象採得，咬合採得を行う（歯科医師）.

③ 模型を咬合器に装着する.

④ 主線の外形線を模型に記入する.

⑤ 主線を屈曲する.

⑥ フェンス部の屈曲とろう付けを行う.

⑦ 研磨して完成する.

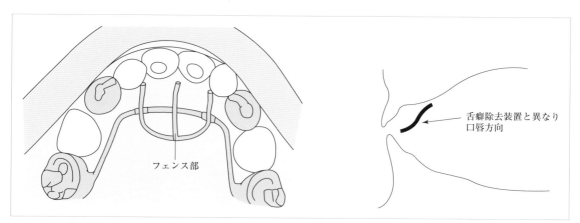

フェンス部

舌癖除去装置と異なり口唇方向

図6-1　吸指癖除去装置の全景とフェンス部の位置
吸指癖除去装置と舌癖除去装置は，装置の構成は同じであるがフェンスの方向が異なる.舌癖除去装置のフェンスが舌側方向を向くのに対し，吸指癖除去装置のフェンスは口唇方向を向く.

6
口腔習癖除去装置

2. 舌癖除去装置

舌突出癖が原因の歯性開咬症例に用いられる装置の1つである．リンガルアーチや床装置に，舌の突出を妨げるようなループ状の柵（クリブ）やトゲ状のワイヤーを付与したもの（図6-2，3）.

混合歯列期の歯性開咬症例に用いると，舌の前方への突出により妨げられていた前歯部の挺出や前歯部歯槽頂の垂直発育が得られ，開咬症状が改善される．

1）舌癖除去装置の種類
① タングガード
② タングクリブ
③ パラタルクリブ

2）フェンスの種類
① クリブ：ループ状
② ガード：柵状
③ スパー：突起状

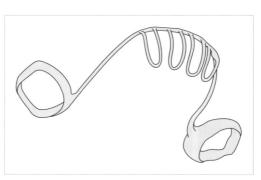

図6-2　クリブ

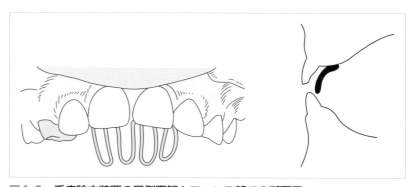

図6-3　舌癖除去装置の唇側面観とフェンス部での断面図

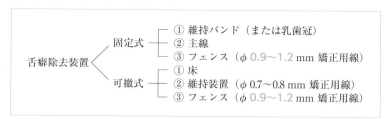

固定式 ─┬─ ① 維持バンド（または乳歯冠）
　　　　├─ ② 主線
舌癖除去装置 〈　　└─ ③ フェンス（φ 0.9〜1.2 mm 矯正用線）
　　　　┌─ ① 床
可撤式 ─┼─ ② 維持装置（φ 0.7〜0.8 mm 矯正用線）
　　　　└─ ③ フェンス（φ 0.9〜1.2 mm 矯正用線）

図6-4　舌癖除去装置の分類と構成

3）装置の構成

　　図6-4のようになる．

4）製作順序

　　吸指癖除去装置と同様である．

3. オーラルスクリーン（口腔前庭板）　　※出題基準外

1）背景（定義）

　　1912年にNevellによって紹介された可撤式装置であり，オーラルスクリーン（口腔前庭板），オーラルシールドなどとよばれる．習慣的な口呼吸患者に対して歯肉の乾燥や脱水を予防し，デンタルプラーク（歯垢）の付着を妨げ炎症を抑えるために，口腔内の空気の流通を防ぐ目的で床用レジンなどを用いて製作される．口腔前庭の上下歯列弓全体を履うスクリーン状の装置である．

2）目　的

　　① 口呼吸を改善する．
　　② 吸唇癖・咬唇癖などの悪習癖を除去する．

一問一答

A 口腔習癖の種類

問 **1** 口腔習癖とは

答 **1** 身体玩弄癖が口腔周囲に現れたものの総称

問 **2** 口腔習癖の種類は

答 **2** ①吸指癖
②咬爪癖
③弄舌癖
④弄唇癖
⑤異常嚥下癖　など

問 **3** 口腔習癖による口腔への悪影響は

答 **3** ①不正咬合を誘発する
②上顎前突，開咬，上下前歯の唇側傾斜，空隙歯列弓などの原因となる

B 装置の種類

問 **4** 拇指吸引癖に用いる装置は

答 **4** 吸指癖除去装置

問 **5** 弄舌癖・異常嚥下癖に用いる装置は

答 **5** 舌癖除去装置

問 **6** 咬唇癖・吸唇癖に用いる装置は

答 **6** リップバンパー

問 **7** 口呼吸・弄唇癖・吸指癖に用いる装置は

答 **7** オーラルスクリーン

問 **8** 口腔習癖のなかで最も多く発現するのは

答 **8** 拇指吸引癖

問 **9** 吸指癖除去装置の種類は

答 **9** ①口腔内で用いる固定式の舌側弧線タイプの装置
②拇指にかご状のものをかぶせる装置

問 **10** 舌癖除去装置の種類は

答 **10** ①タングガード（柵状）
②タングクリブ（ループ状）など

問**11** 固定式舌癖除去装置の構成は

答**11** ①維持バンド
②主線
③フェンス（ϕ 0.9〜1.2 mm矯正用線）

問**12** 可撤式舌癖除去装置の構成は

答**12** ①床
②維持装置（ϕ 0.7〜0.8 mm矯正用線）
③フェンス（ϕ 0.9〜1.2 mm矯正用線）

問**13** 吸指癖除去装置と舌癖除去装置の違いは

答**13** フェンスの方向が,
吸指癖除去装置は唇側方向,
舌癖除去装置は舌側方向

〔解説〕構成は同様であるが, フェンスの方向が異なる.

問**14** オーラルスクリーン（口腔前庭板）とは

＊出題基準外

答**14** 習慣的な口呼吸患者に対して歯肉の乾燥や脱水を予防し, デンタルプラーク（歯垢）の付着を妨げ炎症を抑えるために, 口腔内の空気の流通を防ぐ目的で床用レジンなどを用いて製作される, 口腔前庭の上下歯列弓全体を覆うスクリーン状の装置

問**15** オーラルスクリーンの目的は

＊出題基準外

答**15** ①口呼吸の改善
②吸唇癖, 咬唇癖などの悪習癖の除去

6

口腔習癖除去装置

第7章 咬合誘導装置に用いる維持装置

知識の整理と重要事項

　クラスプは床装置を確実に保持するための維持装置のことである．

　小児の特徴を十分把握したうえで，把持する歯の形態や萌出状態，咬合関係などに応じて，さまざまな形のものがデザインされている．

　ニッケルクロム（Ni-Cr）合金線，コバルトクロム（Co-Cr）合金線，各種ステンレス鋼線を使用する．

A　アダムス（Adams）のクラスプ

1. 背景（定義）

　1950年にアダムスが発表したクラスプで，ジャクソンクラスプの環状鉤の利点とシュワルツのクラスプの特徴を応用して，アダムスが改良したものである（図7-1）．

2. 特　徴

① 未萌出の歯やアンダーカットの少ない歯にも使用できる．
② アローヘッド（ループ）の先だけが歯に接しているので，清潔に保つことができる．
③ クラスプに付加装置（フック，チューブなど）をつけることで多目的に使用できる．

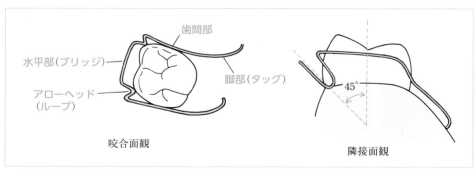

歯間部
水平部（ブリッジ）
脚部（タッグ）
アローヘッド（ループ）
45°
咬合面観
隣接面観

図7-1　**アダムスのクラスプ**

④ どの歯種にも適用できる.
⑤ 孤立歯にも適応できる.
⑥ 特別なプライヤーを使用しなくても製作できる.

3. 製作法と製作上の注意点

① 前歯部は φ 0.6 mm, 臼歯部は φ 0.7 mm の矯正用線を使用する.
② 脚部の先端を直角に屈曲し, 脚部全体を模型面から少しだけ浮かせる (約1 mm).
③ アローヘッドが保持できるように, 鉤歯をトリミングすることがある.
④ アローヘッドは歯軸に対して 45° に屈曲する.

B シュワルツ (Schwarz) のクラスプ

1. 背景 (定義)

シュワルツが考案したクラスプで, 先端が矢じりの形をしているために, アローヘッドクラスプともいう (図7-2). 同一歯列に2歯以上の臼歯がある場合に用いられ, 歯間乳頭上のアンダーカットに菱形の先端を入れて維持を求める.

2. 特　徴

① アローヘッドの先端だけが, 歯面 (鼓形空隙部) に接している.
② 頬側の歯槽粘膜上に設定するので, 頬などに対して違和感が少ない.
③ 全体が長いワイヤーとなるため弾性に富み, 維持力が大きい.
④ 孤立歯には適応できない.
⑤ 屈曲には専用のプライヤーが必要である.

隣接する歯の下部鼓形空隙に維持を求めるため, 孤立歯には使用できない.

3. 製作法と製作上の注意点

φ 0.7 mm の矯正用線を用いる.

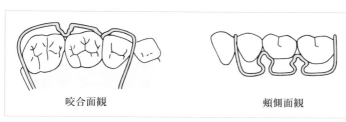

咬合面観　　　　　頬側面観

図7-2　シュワルツのクラスプ

その他，製作法と製作上の注意点の詳細は，最新歯科技工士教本『小児歯科技工学』を参照．

C 単純鉤

1. 背景（定義）

通常，鉤腕が唇・頬側面に1つだけのクラスプである．したがって，鉤腕の数による分類では，一腕鉤とよばれる（図7-3）．

2. 特　徴

① アンダーカットが明瞭でない歯や萌出中の歯には維持効果が少ない．一方，十分萌出した永久歯などでは，良好な維持が与えられる．
② 屈曲は容易である．
③ 維持力は小さいが適応範囲が広い．
④ 歯列が側方に成長する時期の乳犬歯に用いると，成長を阻害するので使用してはならない．
⑤ 可撤保隙装置（小児義歯）に多く用いられる．

3. 製作法と製作上の注意点

① φ0.8～0.9 mm矯正用線を使用する．
② 鉤先端は支台歯の下部鼓形空隙に適合し，鉤腕は歯頸部を走行し，脚部は床内に埋入する．
③ 可撤保隙装置（小児義歯）に多く用いられる．
④ 歯間部は離開を起こさないよう注意して屈曲する．

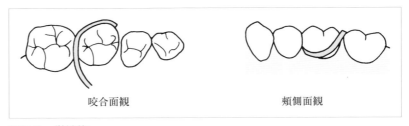

咬合面観　　　　　　頬側面観

図7-3　単純鉤

D　ボールクラスプ

1. 背景（定義）

　　床装置を歯に固定するクラスプの一種．φ 0.7〜0.9 mm矯正用線の先端がボール状に太くなっており，これが各歯間部に挿入されることで維持力を生じる（図7-4）．

　　ボールクラスプ単独で用いられることは少なく，アダムスのクラスプと併用される症例が多い．

2. 特　徴

① 製作法が簡単である．
② 調整が簡単である．
③ 違和感が少ない．
④ 不潔になりにくい．

3. 製作法と製作上の注意点

① 支台歯の下部鼓形空隙にボールが適合するように屈曲する．
② 矯正用線に銀ろうをボール状にろう付けして製作することもある．
③ 歯間部は離開を起こさないよう注意して屈曲する．

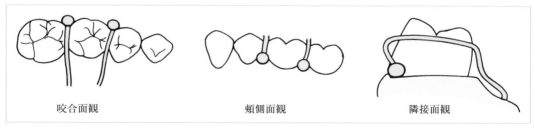

咬合面観　　　　　　頰側面観　　　　　　隣接面観

図7-4　ボールクラスプ

E 唇側線

1. 定　義

前歯部の歯冠の中央付近を通り，犬歯部でループをつくり，その遠心部から口蓋部に入る線をいう（図7-5）.

2. 目　的

前歯部の維持と前歯部の位置の保定（固定）に用いる.

3. 特　徴

最新歯科技工士教本『矯正歯科技工学』参照.

4. 製作法と製作上の注意点

① ループの幅は犬歯の幅よりやや狭くし，長さは犬歯の歯頸部より3〜5 mm上方の位置とする.
② 屈曲は原則として単純なカーブを描いて曲げる.
③ 左右対称形とする.
④ ホーレー型のものが主であり，φ 0.8〜0.9 mm矯正用線を使用する.

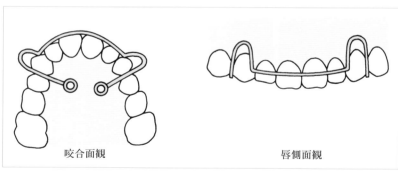

咦合面観　　　　　　　　　唇側面観

図7-5　唇側線

一問一答

A　アダムス（Adams）のクラスプ

問**1**　アダムスのクラスプの特徴は

答**1**　①未萌出の歯やアンダーカットの
　　　　少ない歯にも使用できる
　　②アローヘッド（ループ）の先だけ
　　　が歯に接しているので，清潔に
　　　保つことができる
　　③クラスプに付加装置（フック，
　　　チューブなど）をつけることで多
　　　目的に使用できる
　　④どの歯種にも適用できる
　　⑤孤立歯にも適応できる
　　⑥特別なプライヤーを使用しなく
　　　ても製作できる

問**2**　アダムスのクラスプに用いる矯正用線の直径は

答**2**　**前歯部**：0.6 mm
　　　臼歯部：0.7 mm

B　シュワルツ（Schwarz）のクラスプ

問**3**　シュワルツのクラスプの特徴は

答**3**　①アローヘッドの先端だけが，歯
　　　　面（鼓形空隙部）に接している
　　②頬側の歯槽粘膜上に設定するの
　　　で，頬などに対して違和感が少
　　　ない
　　③全体が長いワイヤーとなるため
　　　弾性に富み，維持力が大きい

問**4**　シュワルツのクラスプの欠点は

答**4**　①孤立歯には適応できない
　　②屈曲には専用のプライヤーが必
　　　要である

問**5**　シュワルツのクラスプに用いる矯正用線の直径は

答**5**　0.7 mm

C 単純鉤

問**6**	単純鉤の特徴は	答**6**	①維持力は小さいが適応範囲が広い ②屈曲は容易である	
問**7**	単純鉤の維持効果が少ないのはどのような歯か	答**7**	アンダーカットが明瞭でない歯,萌出中の歯	
問**8**	単純鉤で良好な維持が得られるのはどのような歯か	答**8**	十分萌出した永久歯	
問**9**	単純鉤の使用が禁忌な歯は	答**9**	歯列が側方に成長する時期の乳犬歯	
問**10**	単純鉤が多く用いられる装置は	答**10**	可撤保隙装置（小児義歯）	
問**11**	単純鉤に用いる矯正用線の直径は	答**11**	0.8〜0.9 mm	

D ボールクラスプ

問**12**	ボールクラスプの特徴は	答**12**	①製作法が簡単である ②調整が簡単である ③違和感が少ない ④不潔になりにくい	
問**13**	ボールクラスプに用いる矯正用線の直径は	答**13**	0.7〜0.9 mm	

E 唇側線

問**14**	唇側線の目的は	答**14**	前歯部の維持と前歯部の位置の保定（固定）	
問**15**	唇側線に用いる矯正用線の直径は	答**15**	0.8〜0.9 mm	

☑ チェック項目リスト （五十音順索引）

矯正歯科技工学

小児歯科技工学

◇参考文献一覧

1）榎　恵ほか：歯科矯正学. 医歯薬出版, 東京, 1976.
2）歯学必携刊行会：歯科矯正学必携. 学建書院, 東京, 1977.
3）飯塚哲夫ほか：歯科技工士教本/矯正歯科技工学. 医歯薬出版, 東京, 1989.
4）飯塚哲夫ほか：歯科技工士教本/矯正歯科技工学. 医歯薬出版, 東京, 1995.
5）関西地区歯科技工士学校連絡協議会：歯科技工学実習帳/矯正歯科技工学・小児歯科技工学. 第3版, 医歯薬出版, 東京, 1994.
6）後藤尚昭ほか：新歯科技工士教本/矯正歯科技工学. 医歯薬出版, 東京, 2006.
7）菊池　進：歯科技工士教本/小児歯科技工学. 医歯薬出版, 東京, 1985.
8）柳田勇夫ほか：小児歯科技工学. 東洋歯科技工学院, 大阪, 1984.
9）大竹邦明：小児歯科のラボ・ワーク. 文京書院, 東京, 1977.
10）黒須一夫：現代小児歯科学―基礎と臨床. 第5版, 医歯薬出版, 東京, 1994.
11）深田英朗：チェアーサイドの小児歯科. 医歯薬出版, 東京, 1977.
12）藤田恒太郎ほか：歯の解剖学. 第21版, 金原出版, 東京, 1976.
13）白数美輝雄ほか：歯の形態学. 医歯薬出版, 東京, 1978.
14）Moyers：三浦不二夫訳：モイヤース歯科矯正学ハンドブック. 医歯薬出版, 東京, 1976.
15）大森郁朗：簡明小児歯科学. 第4版, 医歯薬出版, 東京, 1996.
16）稗田豊治ほか：小児歯科学. 学建書院, 東京, 1984.
17）医歯薬出版編：歯科技工別冊/クラスプの歯科技工. 医歯薬出版, 東京, 1983.
18）菊池　進ほか：歯科技工士教本/小児歯科技工学. 医歯薬出版, 東京, 1995.
19）河野壽一ほか：新歯科技工士教本/小児歯科技工学. 医歯薬出版, 東京, 2006.
20）関西北陸地区歯科技工士学校連絡協議会編：歯科技工学実習トレーニング/矯正歯科技工・小児歯科技工. 医歯薬出版, 東京, 2011.
21）全国歯科技工士教育協議会編：最新歯科技工士教本　矯正歯科技工学. 医歯薬出版, 東京, 2017.
22）全国歯科技工士教育協議会編：最新歯科技工士教本　小児歯科技工学. 医歯薬出版, 東京, 2017.

新・要点チェック　歯科技工士国家試験対策6　新出題基準準拠
矯正歯科技工学・小児歯科技工学　　　　ISBN978-4-263-43086-6

2020年5月10日　第1版第1刷発行
2023年1月20日　第1版第2刷発行

編　者　関　西　北　陸　地　区
　　　　歯科技工士学校連絡協議会
発行者　白　石　泰　夫
発行所　医歯薬出版株式会社

〒113-8612　東京都文京区本駒込1-7-10
TEL.　(03)5395-7638(編集)・7630(販売)
FAX.　(03)5395-7639(編集)・7633(販売)
https://www.ishiyaku.co.jp/
郵便振替番号　00190-5-13816

乱丁，落丁の際はお取り替えいたします　　　　印刷・三報社印刷／製本・皆川製本所